总主编◎刘德海

人文社会科学通识文丛

关于 **医 学** 的**100个故事**

100 Stories of
Medicine

张 健◎编著

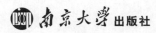
南京大学出版社

图书在版编目(CIP)数据

关于医学的 100 个故事 / 张健编著. — 南京：南京
大学出版社，2017.11

(人文社会科学通识文丛 / 刘德海主编)

ISBN 978-7-305-19624-9

Ⅰ.①关… Ⅱ.①张… Ⅲ.①医学—基本知识 Ⅳ.
①R

中国版本图书馆 CIP 数据核字(2017)第 284243 号

出版发行	南京大学出版社
社　　址	南京市汉口路 22 号　　　邮　编　210093
出版人	金鑫荣

丛 书 名	人文社会科学通识文丛
总 主 编	刘德海
副总主编	汪兴国　徐之顺
执行主编	吴颖文　王月清
书　　名	**关于医学的 100 个故事**
编　著	张　健
责任编辑	江宏娟

照　排	南京南琳图文制作有限公司
印　刷	南通印刷总厂有限公司
开　本	787×960　1/16　印张 15.5　字数 286 千
版　次	2017 年 11 月第 1 版　　2017 年 11 月第 1 次印刷
ISBN	978-7-305-19624-9
定　价	48.00 元

网址：http://www.njupco.com
官方微博：http://weibo.com/njupco
官方微信号：njupress
销售咨询热线：(025) 83594756

前言

在日常生活中，没有什么比身体健康更让我们关注的了。无论何时何地，人们总能找到一个合适的话题，将谈话引向健康、疾病，以及能够治愈这种疾病的某位专家、某些新技术。当人们在写信、写日记或撰写自传时，也会谈及自己或他人的身体和寿命等状况。医学，早已成了与人类息息相关的学科。

医学源于人类与疾病不断斗争的过程中，在不同时代与不同文化背景的制约和影响下，蹒跚起步。埃及人在尼罗河流域、巴比伦人在底格里斯河和幼发拉底河流域、中国人在黄河流域，分别开创了自己的医学文化事业。进而，医学随着人类进步逐渐形成各自体系，从美索不达米亚、中国、印度、埃及，到波斯、希伯来，各民族先人们在寻找病因、攻克疾病中，积极引入科学理念和手段，到了欧洲文艺复兴时期，出现了解剖学、病理学等学科。尤其是到了今天，特效药物的出现、基因理论的提出，以及各种高科技手段在医学领域的应用，使医学逐渐走向了完备。

医学是人类自然科学灿烂星空中最耀眼的巨星，伴随着人类历史的发展进程同步前进。在世界医学发展 5 000 多年的历史长河中，前 4 000 多年始终处于缓慢的探索、徘徊阶段，在这一时期涌现了诸如希腊的希波克拉底、阿拉伯的阿维森纳、古罗马的盖伦等医学上开宗立派式的人物；西欧文艺复兴之后，威廉·哈维发现的血液循环学说，促进了医学的发展；19 世纪末，法国的巴斯德提出了"微生物致病"的理论，在这一理论的指导下，人们在传染病肆虐的恐惧中不再束手无策。与此同时，与西医治疗有明显区别的中医也在发挥着自身的优势，出现了诸如扁鹊、华佗、孙思邈、李时珍等医学圣手。东西方医学相互辉映，承担治病救人的崇高责任。

20 世纪的 100 年间，医学获得了空前的发展，使人们乐观地相信一个更健康和长寿的时代即将到来。1900 年，奥地利生理学家卡尔·兰德施泰纳发现了人类血液的 A、B、O 血型系统，揭开了输血史上的全新一页；1928 年，英国微生物学家弗莱明在一次偶然中发现了青霉素，从此肺结核、白喉、肺炎、梅毒和破伤风等疾病,在抗生素面前突然之间变成了可治之症;1936年,苏联医学家首先进行了肾移植;1953年,美国遗传学家沃森和英国生物化学家克里克发现了人类遗传物质DNA的双螺旋立体结构;1964年,心脏移植手术成功;1978年,英国诞生了"试管婴儿";1979年,"白色血液"(人造血)投入临床应用;20世纪70年代,"CT"(电子计算机X光断层显像技术)和"NMR"(核磁共振显像技术)相继问世;20世纪90年代末,"克隆"技术取得突破,使"克隆人"一度成为全球热门话题。2000年,人类基因草图绘制完成,人类对自身的了解与操纵能力从此将产生革命性的飞跃。翻看厚重的世界医学史,每一项伟大的发现都令人激动不已,人类在风雨兼程中,一次次实现着健康的梦想。

医学作为一门高度综合的自然科学,它的各种医学原理和医疗技术手段都经历了漫长的发展变迁,其深度和复杂程度远非一般人所能轻易了解掌握。但从整个人类历史的角度来解读医学,我们不难理解在这深奥学科背后蕴藏着的"热爱生命、关注生命"这个全人类的共同心愿,而"永恒的希望,永恒的爱心"就是贯穿整个世界医学史的主旋律,是医学界永恒的追求。

为了便于读者了解医学,本书用故事的形式来描述医史进程,记述医学史上的重要事件,藉以向大众普及医学知识。书中没有艰深拗口的专业词汇和枯燥难懂的理论,有的,只是100个神奇而有趣的故事,和你必须知道的医学常识。

让我们一起来翻开这本书,感受医学的脉搏,聆听健康的福音吧!

目 录

第五章　中医之韵：神奇的东方之魂

第六章　严谨医学中的传奇与幽默

第七章 医学的未来是什么？

第一章
西医之始：
点燃人类生命之火

四体液学说与医道誓词

体液是指体内各种营养物质在肝脏里产生的各种液体的总称。

大约在公元前460年,在风景优美、林木繁茂的科斯岛上,诞生了一位勇于向宗教巫医挑战的伟大医学家,他就是希波克拉底。

在古希腊,医生这种职业都是父子相传的,希波克拉底沿着祖辈走过的道路,自小跟随父亲学医。当时的古希腊,巫医盛行,求医不如求神,人一旦生病,不是念咒施法就是祭祀祈祷,病人被骗取了大量钱财,最终仍难以逃脱被病痛折磨而死的命运。希波克拉底对巫医深恶痛绝,他愤怒地说:"医生医治的不仅是病,应该是病人,'神赐疾病'的说法根本就是谬论!"

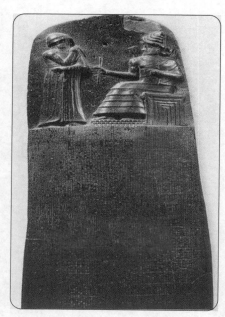

世界上最古老的法典——《汉摩拉比法典》中的第215条至223条,都是与医学有关的,规定了医师的报酬和处罚。

同史上名魁大医一样,希波克拉底具有大医家的高尚医德。公元前430年,雅典爆发了可怕的瘟疫,许多人突然发烧、呕吐、腹泻、抽筋、身上长满脓疮、皮肤严重溃烂。患病的人接连不断地死去,雅典城中到处都是还没有来得及掩埋的尸体。面对这种索命的恶疾,城里的民众纷纷出逃。希波克拉底当时身在马其顿,听到这个消息后,却冒着生命危险前往救治。他一面调查疫情,一面探寻病因和解救方法。经过细心的观察,他在沿途发现有一种人不患瘟疫,那就是打铁的人,希波克拉底得到结论:这是火的作用。于是命人燃起大火,最终赶走了瘟疫。

透过这件事,希波克拉底更坚定了自己关于四体液的观点,并将之引入医学。正如中医学的阴阳五行之说受中国古代哲学影响一样,希波克拉底根据古希腊哲学中的火、土、水、空气之说提出寒、热、干、湿病理四性。他认为人的气质取决于人体内的四种液体，即血液、黏液、黑胆汁、黄胆汁，四种体液在人身体内的比例不同，人的气质自然就不同。这就是著名的"四体液学说"。

同样地，这一把火不仅烧出了一个四体液学说，还烧出了西方后世的医道规范，有希波克拉底提出的誓词为证：

"我要遵守誓约，矢志不渝。对传授我医术的老师，我要像父母一样敬重。对我的儿子、老师的儿子以及我的门徒，我要悉心传授医学知识。我要竭尽全力，采取我认为有利于病人的医疗措施，不能给病人带来痛苦与危害。我不把毒药给任何人，也绝不授意别人使用它。我要清清白白地行医和生活。无论进入谁家，只是为了治病，不为所欲为，不接受贿赂，不勾引异性。对看到或听到不应外传的私生活，我绝不泄露。"

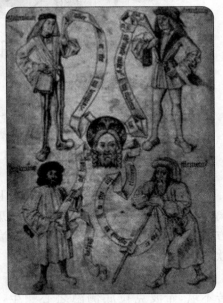

四种气质，摘自约 1500 年的《约克郡的理发匠外科医师指南》，从右上方按顺时针方向，依次为多血质、黏液质、胆汁质和黑胆质。并展示出每种体液起支配作用的年龄和精神状态。

20 世纪中叶，世界医协大会又据此制订了国际医务人员道德规范。

所谓"医学之父"，绝不仅仅表现在超凡医术和过人智慧上。大医家的风范，从来德行兼备，才能万古流芳。

体液是指体内各种营养物质在肝脏里产生的各种液体的总称。体液分为黄胆汁、血液、黏液和黑胆汁四种。它们在身体内自然形成，不断地消耗，又不断地新生，保持一种相对平衡的状态，对人的健康和疾病起巨大作用。

四体液又分为正常体液和异常体液两大类。正常体液是指保持原有的自然状态，为人体正常的生命活动提供活力，并适合于该人气质的体液。

异常体液是指超出了肝脏产生体液的正常状态，并且在数量、品质上有了变化，对人体无利或有害的体液。四体液是人类生理健康的基础，只有在其正常相生相克的形成消耗中，人才与疾病绝缘。

医学之父大胆开创骨折牵引术

牵引术是骨科常用的治疗方法之一，利用力学作用力和反作用力的原理，透过重力牵引，作用于患肢，舒缓骨折、脱位后周围软组织的紧张与回缩，使骨折或脱位能够复位，矫正畸形。

古希腊名医希波克拉底在医学上最重要的成就是使医学与宗教迷信思想相脱离，并使医学从僧侣手中解放出来，开创了现代意义上的医学。希波克拉底的治疗方法简单实用，讲究"自然所赋予之治疗力量"。平时，他要求病人注意个人卫生和饮食，也是对"自然"力量的崇尚。

一天，希波克拉底遇到一个骨折的人在向巫医求救，他腿上鲜血直流，神情痛苦不堪，希波克拉底恻隐之心顿生，快步走上前去想知道巫医怎样治疗这个可怜人。

"你们，"巫医指着病人的家属，"扶他去神殿向神灵祈祷，你的心越诚恳，腿就会好得越快。"

这是什么道理！希波克拉底大怒，大跨步到巫医旁边急声斥责，"他的腿都骨折了，你还让他下跪，那岂不是要废掉他那一条腿！"

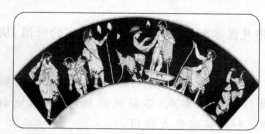

希波克拉底时期外科手术的场面。

巫医也气愤难当，"你是什么人，你懂医学吗？只要他诚心祈祷，神灵必会治愈他一切病痛。你阻止他，不敬神灵，你就百病缠身。"

希波克拉底自然不信这个，正如他那句流芳百世的名言，"病人的本能就是病人的医生，而医生只是帮助本能的人。"他首先相信病人，然后相信自己对病人的帮助。他与巫医据理力争，一一辩驳巫医的强词夺理。即便他无法颠覆巫医的地位，起码这一起病例，他看见了便不能置之不理。

希波克拉底指着病人说："他都昏死过去了，你说，神灵什么时候让他康复？"

巫医不敢答话。

希波克拉底转身对病人的家属说："病人应该进行手术治疗。"

病人的家属有些担心地问："手术？会不会很痛苦？是不是很复杂？"

希波克拉底说："不，手术很简单，很快就会好。"

紧接着，在病人半信半疑、死马当活马医的心态中，希波克拉底给他做了简单的牵引术，治好了他的腿。

这件事过去之后，希波克拉底继续钻研，他设计了一张"长凳"，用绞盘牵引，用杠杆复位，来治疗脊柱骨折脱位。这实际上就是一张现代用的简易版牵引床，与现今使用的牵引床已经极为相似，可以说就是现代牵引床的前身。

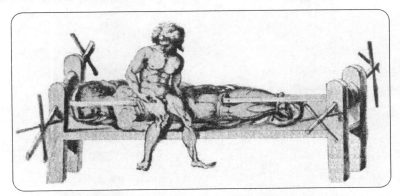

这是一幅拜占庭画作，图内之物乃"希氏长凳"，而医师则为盖伦。

这一发明激发了后世医生的灵感，改造出了多种手术台，而这位医学之父用于牵引和其他矫形操作的臼床也被称为"希波克拉底臼床"。

牵引术既有复位功能，又有固定作用，应用范围很广，对于四肢、骨盆、脊柱骨折及四肢关节疾病等都有治疗作用。

根据病人的病情、体质、治疗条件的不同，可以选用不同的牵引方法。常用的方法有持续性皮肤牵引和持续性骨牵引两大类，两者一个是将牵引力作用于皮肤，一个是将牵引力作用于骨骼。

我们以日常生活中常见的腰椎疾病采用的牵引治疗为例，看看它在具体操作中需要注意的一些问题。

腰椎疾病一般皆由于椎间盘发生病变导致脊椎骨发生改变压迫周围的组织，使椎间盘失去原有的弹性，不能担负原来承担的压力；在过度劳损、体位骤变、猛力动作或暴力撞击的剧烈运动下使腰椎骨受到损伤。在牵引治疗中，通过对病患的腰椎实施一定的牵引力来人为地矫正变形的骨骼，使它恢复正常的状态。牵引的重量需根据情况逐步增加，最多可加至相当于患者体重。

腰椎牵引时需要充分注意每个人的身体状况差异，需要根据牵引时患者的感受及反应，做必要的调整。一般身体整体状况好、年轻者，牵引的时间可以久些，体弱、老年人，牵引的时间要短些，重量也要轻些。牵引过程要了解患者反应，如有不适或症状加重应立即停止治疗，寻找原因或更改治疗。

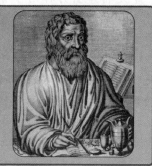

小知识

　　希波克拉底(约公元前 460 年—前 377 年)，古希腊医学之集大成者，欧洲医学奠基人，著有医学全集 59 篇。

神谴带来的可笑癫痫症

癫痫是大脑神经元突发性异常放电导致大脑功能发生短暂障碍的一种慢性疾病。现代医学认为发生癫痫的原因可以分为两类：原发性癫痫和继发性癫痫。

古希腊人普遍认为，疾病都是鬼神附体或者是被阿波罗神箭所伤引起的。尤其是"癫痫"，在当时被看做"神圣疾病"，癫痫发作的病人失去控制的样子，的确像极了"鬼上身"。

希波克拉底却不这么认为，他在《论圣病》中曾写道，"被人们称为'神圣'的疾病，在我看来一点也不比其他病症更神、更圣，而是与其他任何疾病一样起源于自然的原因。只因这些病症状奇异，而人们对它们又一无所知、充满疑惑，故而将其原因和性质归之于神灵。"

有一次，他在市场上行走，看到一个突然神志丧失的人，全身抽动，脸色青紫，嘴里还不断吐出泡沫。围观的群众无不惊慌失措地呼喊着，并开始散布一句没有根据的话——这个人"中邪"了！有几个人立刻跑到神庙去请僧侣，让他来医治这位病人。

很快地，一位僧侣赶到现场，他拨开人群，装模作样地看了看躺在地上的病人，随即板起面孔，用一副十足肯定的腔调说："他得的是'神圣疾病'，是鬼魂附身，你们必须把他抬到神庙去，得到了神的宽恕后，他的病就会好的。"

希波克拉底站出来指责这僧侣纯粹是一派胡言，他告诉大家，此人患的是癫痫症。这个由希波克拉底首创的病名第一次出现在人们的视听之中，没有人相信他，好心肠的希腊人还纷纷劝他，希望他不要跟神灵作对，以免受到神灵的惩罚。

"是他的脑子有问题才会这样。"希波克拉底坚持。

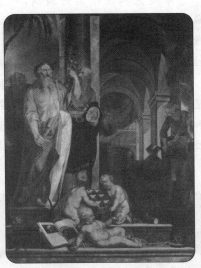

希波克拉底与医神阿斯克勒庇俄斯、太阳神阿波罗在一起。

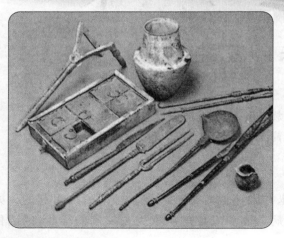
古希腊医疗器材。

僧侣向希波克拉底瞪了一眼，高傲地说："什么癫痫不癫痫的，这人的病是山神引起的，只有祈祷山神才有用。小心别惹怒了山神，让你也患上神病！"

尽管希波克拉底一再解释，人们依旧不信。

天才总是寂寞，智者必然孤独，没有人理解他。善良的人们不顾希波克拉底的劝说，仍然按照僧侣的意思，把病人抬去神庙，任由虚无缥缈的神灵赋予他自生自灭的可悲权利。

癫痫这一病名被沿用至今，现在人们理解了，希波克拉底对癫痫的初级推断是正确的。希波克拉底学派这一缕智慧之光，穿过千年，永垂不朽。

希波克拉底命名的癫痫，一直沿用至今，在中国这种疾病被老百姓俗称为"羊角风"。科学地讲，癫痫是多种原因引起脑部神经元群阵发性异常放电所致的发作性运动、感觉、意识、精神、植物神经功能异常的一种疾病。分为原发性癫痫和继发性癫痫两类，前者是先天遗传而来，后者由脑部受到某种损伤原因而造成的。

对癫痫发作的病人，必须采取紧急救护措施，首先扶病者平卧，并用软布包裹坚硬物放在病者上下颚之间，以免抽搐时咬伤舌头；让病人头偏向一侧，让呕吐物和黏液等流出，避免吸入气管发生堵塞而引起窒息；如病人已停止抽搐，可先清洁口腔分泌物后，再做人工呼吸。待病情稳定后，还要送医院进行进一步诊治处理。

小知识

盖伦（公元 129 年—199 年），古罗马时期最著名、最有影响力的医学大师，被认为是仅次于希波克拉底的第二个医学权威。一生专心致力于医疗实践解剖研究、写作和各类学术活动。

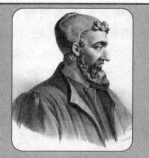

盖伦圣手治愈诡辩家神经系统痼疾

神经系统包括中枢神经和周围神经两部分。中枢神经系统包括脑和脊髓,通过周围神经与人体其他各个器官、系统发生极其广泛复杂的关联。

追本溯源,他的医学理论基本可以认为是文艺复兴时期医学理论的前奏曲,这个人就是盖伦。

尽管他距离后来那个辉煌的"人文时代"十分遥远,但无疑他的目光已经穿透了"神的时代"的黑暗,看到了智慧之光。他出生于古罗马全盛时期的一个建筑师家庭,是名副其实的"盛世骄子"。盖伦从小涉猎建筑学、农业、占星术、天文学、哲学等,兴趣广泛,乐于思考和钻研。最后,他把毕生的精力放在医学之上。

盖伦年少时在家乡受过基础医学教育,而后四处游学,到他所知道的所有医学中心去,结交同时代最杰出的人物,学成归来他成为当地的角斗士医生。透过那三四年治疗外伤的经验,用盖伦本人的话说,他充分掌握了"进入身体的窗"。

人体解剖在当时是不被允许的,而盖伦深信,一名出色的医生不能不了解人体构造。于是他解剖许多动物,把从动物身上得到的认知引申到人体上。其实这并不完全正确,然而这已经是一个巨大的进步。在此期间,他累积了厚厚的文稿。盖伦本来对于书写论述就得心应手,他小时候写的文章评论,往往比原著还长,此时更得到充分发挥,关于他的解剖学,他足足写了 16 卷之多。

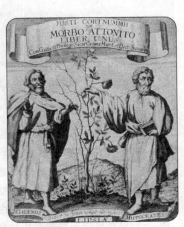

古希腊的两大医学先驱——希波克拉底和盖伦。

公元 164 年,34 岁的盖伦来到罗马。在那里充斥着伪医、巫医、江湖术士和各种医学流派,他们故作玄虚,使用各种手段愚弄患者。盖伦来到罗马后,很快就以自己渊博的知识和精湛的医技使他们刮目相看。随着盖伦个人声望的逐渐攀升,加上他治好了奥古斯丁大帝在与日耳曼人作战时遗留下的"热病",于是成了宫廷御医。他的病人潮水般涌来。最有趣的是一个诡辩家,他的无名指与小指失去知觉数年,多方治疗无效。盖伦一开始也不知道怎么办才好,后来灵光一闪,跑去查此人病史,果然找到一条线索,此人的脊骨神经曾受过伤害,问题迎刃而解。盖伦没有给他开任何药方或提出任何治疗方法,只是让他卧床休息,用柔软的东西垫高背部。诡辩家虽然将信将疑,然而在这件事情上没有利用他诡辩的能力去跟盖伦争论,他听从了盖伦的建议,果然,不久就康复了。

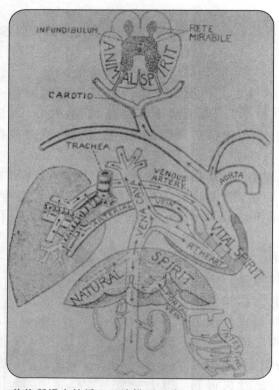

盖伦所提出的循环系统模型。他认为消化过的食物由肠道经静脉运到肝脏形成滋养精,再经静脉运到右心后分为两支:一支经肺循环抵达左心,另一支则经心室中隔上的孔道抵达左心,形成生命精;之后经动脉运到脑部形成知觉精,最后散布到神经系统。此一理论被奉为圭臬达一千多年,直到 17 世纪才被哈维推翻。

这次治疗轰动了整个罗马城,许多人特地跑来向盖伦询问这治病原理,盖伦笑着解释说:"人体存在着不同的神经,一部分支配皮肤,一部分支配肌肉,而本病例中的波斯人是支配皮肤的神经曾受了伤害。"

盖伦最早提出了神经一说。人体的神经系统是由神经细胞(神经元)和神经胶质两种物质组成。神经元是一种高度特化的细胞,它能感受刺激和传导兴奋,如同在马路上奔驰的汽车,而神经胶质对神经元有支持、绝缘、营养和保护等作用,相当于公路上的路面等硬件设施。

神经系统包括中枢神经和周围神经两部分,它们就像城市中的主干道和附属道路,将由大脑发出的信息向机体各个部分传送,进而控制机体的各项活动。中枢神经系统在维持机体内环境稳态、保持机体完整统一性及其与外环境的协调平衡中起主导作用。人类在长期的进化发展过程中,神经系统中的指令控制系统——大脑皮质得到了高度的发展，产生了复杂的语言和思维功能，这一进化使人类不仅能被动地适应外界环境的变化，而且能主动地认识客观世界，改造客观世界，成为世界万物之灵。

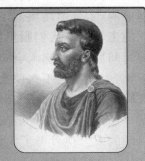

"破坏眼睛的人"如此治疗白内障

白内障是由于眼睛内晶状体发生混浊由透明变成不透明,阻碍光线进入眼内,进而影响了视力。

公元前 600 年,有"印度的希波克拉底"之称的苏胥如塔他非常擅长做白内障手术。当时做白内障手术不仅要由名医来执行,还要用一种名叫 JabamukhiSalaka 的特殊工具,这是一种弯曲的针,用来松开晶体,推出白内障。不过,在当时的医疗条件下,做这种手术危险性很大,一不小心就会令患者完全失明,所以只有在绝对需要的情况下,才能为病人动手术。

苏胥如塔他已经有了初级的消毒观念,每当手术前,必定洗手、刮胡子,并且和病人一起待在蒸汽消毒房里。透过一系列仪式般的步骤后才会开始动手术。他用呵气的方式使病人的眼睛达到温热的状态,并用大拇指揉搓。当看到病人的内障膜后,他让助手按住病人的脑袋,自己用那种传统的 JabamukhiSalaka 针伸进瞳孔,刺破内障,让里面的脓水流出来,最后在伤口处敷油棉,敷上七天。这并不代表七天后病人就可以痊愈,运气好的当然可以重见天日,运气不好就只能看到一点点模糊的光亮,根本无法读写。

到了 7 世纪,阿拉伯人从印度人那里学会这门技术,并将之传到欧洲。可是这些"眼科医师"根本不专业,他们都是一些走方小贩或者是拔牙师傅。可想而知,这些缺乏具体科学知识和经验,更没有专门眼科医生指导的人,都只是半吊子医师,怎么可能进行技术难度那么高的手术呢? 在当时,患者只要花 7 分钱,这些"胆大手狠"的江湖郎中就会在闹市中为他们做手术。手术所用的工具,把手是用铁或铜制成的,工具前端类似于鞋匠用来修鞋、屠夫用来刺杀小牛的针。"眼科医师"用这样的工具剥下人们眼里浑浊的晶状体,把它粗鲁地向后推到玻璃体里。短短几分钟时间后,这些病人会重见光明,这令围观者瞠目结舌。在这些"神医"如此治疗下,病人在事后不久就会由于伤口感染而永远陷入黑暗的世界。于是,这些"神医"又有了新的绰号——"破坏眼睛的人""盲目大师"。

还好,当时一位名叫巴帝希的御用医生站了出来,义愤填膺地指责这些"莫名其妙的人",他参考了大量资料,咨询了许多著名的医学学者,公元 1583 年出版了《眼睛服务》一书,这对眼科医生而言可谓一本详细的指南书,而且现代解剖观念在

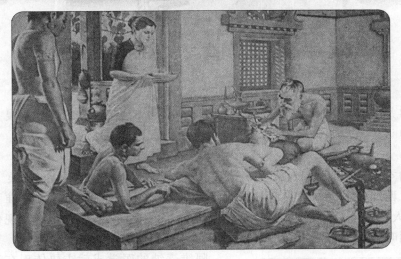

印度名医苏胥如塔他在为患者做手术。

此书中初步成型。

白内障是一种常见眼疾,临床表现为晶体本身或晶体囊浑浊。晶体就像照相机的镜头,当它透过光线时才能拍出照片来。我们的眼睛之所以能感受到大千世界的五彩缤纷,是因为光线能从眼睛的角膜穿过晶体聚焦而投射在视网膜上。一旦出现晶体浑浊,就会阻挡光线进入眼睛,而感到视力模糊、怕光,所看到的物体变暗、变形,甚至失明。

老化、遗传、代谢异常、外伤、辐射、中毒和局部营养不良等影响都可引起眼睛晶状体损伤,使其渗透性增加,丧失屏障作用,或导致晶状体代谢紊乱,使晶状体蛋白发生变性,形成浑浊。

当晶状体浑浊使视力下降者,才认定为临床意义的白内障,在流行病学调查中,将晶状体浑浊并使视力下降到 0.7 或以下看做为诊断指标。

小知识

扎哈拉维(Abual-Qasimal-Zahrawi,公元 936 年—1013 年),出生于穆斯林治理下的西班牙医学家,享有"外科学之父"的美誉。所写的《医学手册》是一部集其数十年医学知识与经验的著作。

"医中之王"首次将疾病分类

医学是认识、保持和增强人类健康，预防和治疗疾病，促使机体康复的科学知识体系和实践活动。

他的本名很长，阿布·阿里·侯赛因·本·阿卜杜拉·本·哈桑·本·阿里·本·西那，所以一般我们简称他为伊本·西那，这下，知道他是谁了吧？不过，欧洲人都尊他为阿维森纳，他是全世界公认的"医者之尊"，奠定了现代医学的基础。同时他又是哲学家、自然科学家和文学家。

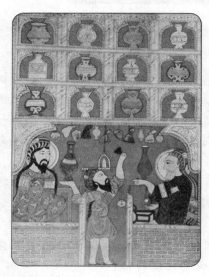

阿拉伯药房。

阿维森纳的医学成就主要体现在《医典》这部巨著上，这是 12 世纪到 17 世纪欧洲和亚洲广大地区的医学教科书。他在书中开篇写道："医学是这样一门科学，它告诉人们关于机体的健康状况，进而使人们在拥有健康的时候珍惜健康，并且帮助人们在失去健康的时候恢复健康。"医者父母心，所有大有成就的医学家都怀抱着美好的心愿，拥有优良的道德。阿维森纳一生颠沛坎坷，他为许多苏丹治过病，做过他们的大臣又被政治敌对方赶出庙堂，甚至还曾被关到监狱里，从来不能平稳安详地去做他心爱的医学研究。

即便是在如此艰难的条件下，阿维森纳依然用其与生俱来的敏锐创立了新的医学理论体系。在他之前，疾病没有系统的分类，有一次，他撰写医学著作时，查阅各种医学论著，发现其中很多疾病混杂在一起，不利于阅读。由此，他联想到实际医疗过程中，大多数医生在为病人治病时，也没有系统地治疗措施，比较繁琐。他想："疾病种类繁多，身体的每个部位都有可能患病，要是对每种疾病都要进行单独论述、医治，不但麻烦，还不利于疾病的研究；如果将它们进行系统地划分，从病因到症状、治疗进行系统地归类，肯定更有益于疾病防治。"想到这里，他开始对各类疾病进行钻研，最终首创性地在著述中把疾病分为内、外、脑、胸、精神、眼和妇科，并对各类疾病的病理、症状、治疗均有系统的论述。

这一划分具有划时代的意义，阿维森纳的医学著作代表了当时世界医学的最高成就，被称作"医中之王"。此后的医学家秉承他的意愿，并将疾病进行了更为系统、细密和科学地分类，最终形成今天的格局。

要如何细化疾病治疗的各个环节并做到有的放矢呢？这就需要事前对疾病做出详尽的分类，这一工作也就成为临床医学上一个非常重要的工作。

疾病分类时，依据不同的标准，最终的分类结果也不尽相同。比如：

① 根据发生的时间和转归可分为急性病、慢性病和迁延性疾病。

② 根据疾病的原因进行分类，如病毒性疾病、细菌性疾病、遗传性疾病、营养性疾病、代谢性疾病、免疫性疾病和中毒等疾病。

③ 根据年龄和性别进行分类，如新生儿疾病、儿童疾病、老年病、妇女病等。

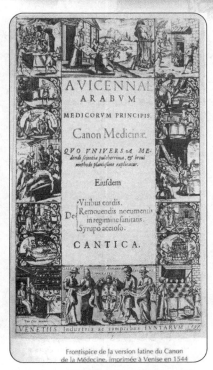

阿维森纳博取东西方各国医学的精粹，写成了《医典》。这部不朽的著作完成于 11 世纪初。

④ 根据发生的脏器和系统进行分类，如呼吸系统疾病、消化系统疾病、心血管系统疾病、神经精神疾病、骨骼系统疾病、眼科疾病等。

⑤ 疾病的名称多种多样，有根据发病的原因进行命名的，如病毒性肝炎、细菌性肺炎、遗传性疾病；有根据性质进行命名的，如肠癌、关节炎、甲状腺瘤、支气管哮喘、胃溃疡；有根据疾病表现出来的征象命名的，如猩红热、尿崩症等；还有根据疾病发现人命名的，如阿狄森氏

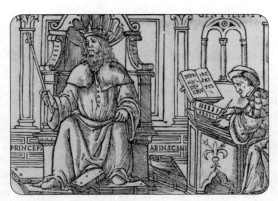

"医学王子"阿维森纳的《医典》被广泛学习，并且被译成拉丁语，成为欧洲大学必修医学课程。这幅画将阿维森纳画成一位正在给学生讲课的中世纪的教授。

病、勒雪氏病。

从病因、症状、治疗整个过程进行系统的归类，有益于医生有目的地进行疾病的防治和研究，进而更好地满足了医学服务于人的终极目标。

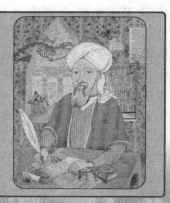
16

子宫——一种"独立的动物"

　　妇产科是临床医学四大主要学科之一,主要研究女性生殖器官疾病的病因、病理、诊断及防治,妊娠、分娩的生理和病理变化,高危险妊娠及难产的预防和诊治,女性生殖内分泌,计划生育及妇女保健等。

　　西方主管生育的女神在众神中地位都是相当高的,遥想最初的母系社会,拥有生育能力的女性具有非凡的地位,直到以凯尔特族为典型代表的父系社会在西方居统治地位,女性崇高而神秘的地位开始崩塌。

　　更可怕的不是地位的颠倒,而是女性与生俱来的生理特征和生育能力,被世人普遍认为是污秽不洁的。在以色列,月经期的女子不许入神庙,而且连续七天不可以碰触自己的丈夫。

　　希腊和罗马典籍实在为数甚少,可依然为我们提供了这些宝贵的数据。公元2世纪,医师阿勒特奥斯(Aretaeus)活跃于罗马,他把子宫比喻为"一种独立的动物",这种动物会"热爱一缕芬芳,并逐步靠近。嫌恶一种恶臭,并渐行渐远"。很有意思的地方是,他认为女人所有的病痛都是子宫之气的运行结果。

　　那时有本医书《妇科医学》里,竟然是指导男人如何挑选妻子,"年龄要在15岁至40岁之间,不能要过于男子气的、过于小巧玲珑的和太过强健的,还有就是不能过于优柔寡断,她还必须很温顺"。古罗马人在妇科上最突出的贡献大概就是关于避孕和堕胎。尤其是他们的避孕如此有效,导致古罗马性关系淫乱异常,男人宁愿花钱召妓也不愿意和自己的妻子共度一晚,这让人实在不知道该感谢索兰纳斯(Soranus)还是怨恨他——这位伟大的"妇产科学之父"。

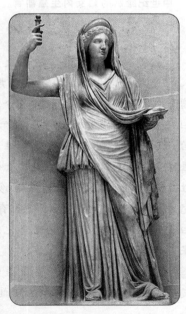

古希腊神话中主管生育的女神——赫拉。

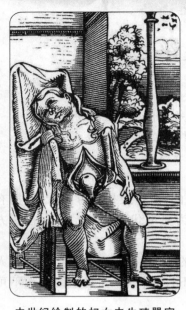
中世纪绘制的妇女内生殖器官图。

索兰纳斯痛恨唾弃人工流产，他提出许多行之有效的避孕方法，进而使罗马男女再也不用为短暂欢愉所带来的麻烦而痛苦。索兰纳斯接受过正规的医学教育，在罗马行医四十年。在他的《论妇女病》一书中，不仅介绍了大量避孕方法，还描述了子宫和阴道的结构；讲解了妊娠、月经、闭经等过程；并探讨了难产体位的处理办法。这样先进的理念和方法，在公元 100 年的社会环境下简直是难以想象的，直到 1955 年，美国人玛格丽特·桑格（Margaret Sanger）还因为鼓励同事研究第一批避孕药，而被警察局认为有害风化而投入监狱。

"一种独立的动物"所形容的子宫，终于开始有了属于它真正的科学定位，妇产科学逐渐确立起来。只不过，避孕做得太成功实在不是好事，古罗马人曾有一段时间出生率极低。为了鼓励生育，罗马皇帝不得不把通奸正式确立为一种罪行。

妇产科是临床医学中四大主要学科之一，因为它关系到占地球人口总数一半人的健康问题，所以在研究分类上也愈加细密、有系统，它包括普通妇科学、妇科肿瘤学、围产医学、女性生殖内分泌学、计划生育研究和妇女保健学六个方面。普通妇科学，主要研究女性生殖器官常见的各种病症的发生、发展规律，以及诊断与防治；妇科肿瘤学，是以研究女性生殖道特有肿瘤，尤其是常见的恶性肿瘤为主；围产医学，主要是针对胎儿监护、女性难产诊治等方面；女性生殖内分泌学，则是探究女性生殖内分泌疾病病因、病理诊治的研究，不孕症及助孕技术的研究；计划生育研究，毫无疑问是指女性计划生育中避孕药具的研究和应用；而妇女保健学，是研究妇女一生中各时期的生理变化及保健措施，包括青春期、哺育期、更年期及老年期保健及疾病预防措施。

现代科学的发展和临床医学诊疗检测技术的进步，拓宽和深化了妇产科学的发展，对保障妇女身体和生殖健康及防治各种妇产科疾病有着非常重要的作用。

从拒绝希腊医生入境到建立疗养制度

现代基本医疗制度包括公共卫生服务体系、医疗服务体系、医疗保障体系、药品供应保障体系四个方面。

古罗马在公元前 3 世纪开始真正吸收希腊文明,此时的罗马共和国正透过自己的军事实力逐渐确立在地中海世界的霸权。但整个意大利半岛仍处于希腊文明包围之中,到处充满着希腊艺术、语言、文字与审美趣味,这些成就对于新近的霸主来说都是难以用武力来获取的。

当时,罗马拒绝接受来自希腊的一切,包括最优秀的医生。督察官加图(Cato)常常谴责道:"希腊医生正在毁掉罗马人的健康。"他在给儿子的一封信中说:"如果那帮家伙把他们所知道的传给我们,那就意味着罗马的末日,尤其是他们的医生来到这里。"像加图一样仇视希腊医生的罗马人大有人在,根据他们的看法,罗马只需要一种药物——"包心菜汁",只要把包心菜汁敷在病症部位,任何病症都可以治愈。在他们的固执己见下,很多罗马人都因得不到正确的医治而丧命,尽管治愈这些疾病对于当时的希腊医生来说都是举手之劳。

公元前 293 年,古罗马频繁遭鼠疫侵袭,导致大量人口死亡,罗马城举行了空前的祭祀活动来祈求诸神保佑,可是灾情却未见有丝毫好转的迹象。最后,他们只好求救于希腊。罗马执政官派使者去希腊向名医阿斯克勒庇俄斯(Asclepius)求教免除瘟疫的方法。阿斯克勒庇俄斯见到使者后,将他所养的一条蛇送给使者,要他带回罗马。使者迷惑不解,他想:"区区一条小蛇,怎能抵御凶猛的瘟疫?"当船驶经一个名叫梯白的小岛时,那条蛇突然离开使者,迅速地爬上小岛再也没有复返。使者被这一情景给吓到愣住了,静思片刻后,他恍然大悟。他立即赶回罗马,要求人们迁避到梯白岛,逃躲鼠疫,此后鼠疫逐渐减少。

这件事情发生之后,罗马人不得不低下高贵的头颅,开始与希腊频繁交往,希腊的医师也进入到罗马行医。但医生的职业在罗马这座以战士为荣的城市中,仍被视为是低贱的工作,社会地位根本无法与雄辩术教师、语文学家和哲学家相提并论。到了公元前 46 年,西泽终于将市民权颁给所有执业的医师,以表彰医生的贡献。这一年,发生大饥荒,罗马逐出了所有的外国人,但希腊医师却成为例外。西泽在位时招募了大批有能力的医师为他的军队服务,在服侍西泽的医生中有一位

19

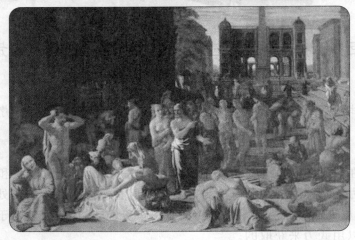

公元前 430 到前 427 年，雅典发生鼠疫，近 1/2 人口死亡，整个雅典几乎被摧毁。

叫华洛的医师，他的一部著作中说："小生物，肉眼不可见，充满大气中，经鼻孔吸入，引致危险病。"这一论著使他成为细菌理论的早期代表人物之一。

此后，罗马又进行了一系列医疗制度改革，还建立了完善的疗养制度。直到今天，我们沿着多瑙河与莱茵河畔游览，还可以看见这些罗马时期建立的疗养营地的遗迹，有病房、复健部，甚至还有提供罗马浴、药物与住宿的场所。

现代基本医疗制度包括公共卫生服务体系、医疗服务体系、医疗保障体系、药品供应保障体系四个方面。这四个方面分别从不同的领域覆盖了公民的医疗服务，建立了一张尽可能大而周全的服务网络，保证了人们公平享受到医疗体系带来的好处。

公共卫生服务体系，主要负责建立健全的疾病预防控制、健康教育、妇幼保健、精神卫生、应急救治、采供血、卫生监督和计划生育等专业公共卫生服务网络。

医疗服务体系，是以公立医疗机构为主导、非营利性医疗机构为主体，两者互相补充配合完成保障公民享有疾病医疗措施的体系。

医疗保障体系，是指建立和完善以基本医疗保障为主体，以多种形式的医疗保险和商业健康保险为补充，进一步完善医疗保险、救助制度。

药品供应，以国家制定的基本药物制度为基础，规范药品生产买卖流通秩序，完善药品价格形成机制，不断完善执业药师制度，保障民众能够安全用药。

"有经验"的累塞斯——
第一个区别天花和麻疹

> 麻疹是麻疹病毒引起的急性呼吸道传染病,主要症状有发热、上呼吸道炎、眼结膜炎等,以皮肤出现红色斑丘疹和颊黏膜上有麻疹黏膜斑为其特征。

　　阿拉伯医学家累塞斯(Rhazes)是许多"世界第一"的纪录保持者:第一个发明了串线法,以动物肠子制线用于缝合伤口,然后可以被机体组织融化吸收;第一个明确区别了麻疹和天花的症状;第一个发现经纬度不同的地理位置,同一种药物的疗效也不同;第一个提出在给病人服用新药以前,要先在动物身上进行试验的主张;第一个注意到某些疾病是经由遗传而来的;第一个指出所谓的花粉热是源于花的芳香;第一个使用汞制剂。因此,他被称为"穆斯林医学之父"。

　　累塞斯在医学上的"第一"难以计数,同时他又是伟大的化学家、哲学家。他在40岁时还用哲学来研究琵苴,而后才进入医学领域。他游历的足迹从耶路撒冷延伸到哥多华,一边执医,一边从"女人与药商"那里搜集资料。

　　他对待病人的态度向来谨慎而负责,正如他教导学生的那样——治疗总是痛苦的,这个世界上没有病人希望的那种舒适的治疗,因此一个好的医生绝对不能屈从于病人的要求而放弃自己的判断。

　　同时,累塞斯又是一个很有趣的人。当他应邀为巴格达一所医院选址的时候,所用的点子妙趣横生。他命人在城中各处挂了很多新鲜的肉,数天之后,选择腐败程度最轻的那块肉的所在地,做为医院的兴建地址。他采用的这种选址方式,充分考虑了医院良好卫生环境的需要,选择良好通风

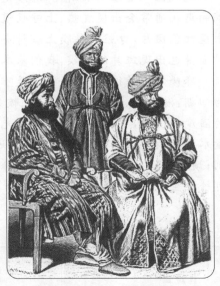

中间站立者为累塞斯,他是阿拉伯帝国时期一位杰出的临床医生。

21

地点是有效减少细菌繁衍的基本条件。

做为最早区分天花和麻疹的第一人,累塞斯在《论天花和麻疹》一书中写道:"应该注意,恶心、倦怠和心烦的感觉较常见于麻疹,背痛的症状则是天花的特征性表现。其他还有发热和牙龈变红。当出现脓疱时,应首先治疗双眼,然后是鼻子和双耳,非常小的白色脓疱常常成片接连出现,且质地硬,无脓液,这时通常很危险,如果病人在出疹后依然持续发病,这是危险致命的征象。当出现绿色或黑色的脓疱后发烧继续加重,而且出现心悸时,这实际上是非常坏的征象。"这些对天花和麻疹病症的详细描述,向世人说明了这两种当时人们还很难区别的病症的特征。

累塞斯的一生著述颇丰,他花了15年时间完成了一部百科全书式的巨著——《医学集成》。书中广泛吸收了希腊、印度、波斯甚至中国的医学成果,讲述了多种疾病以及疾病的进展和治疗情况,涉及外科、儿科、传染病和多种疑难杂症的治疗经验和理论知识。这本书流传到欧洲,立刻取代了盖伦的医书成为最流行的医学教材和资料并多次翻印。除此之外,他还写了《医学入门》《药物学》《盖伦医学书的疑点和矛盾》等书。正如累塞斯自己所说,他的科学成就远远超越了他卓越的思想。

现代医学已经明确断定,麻疹是以往儿童最常见的急性呼吸道传染病之一,发病的患儿通常会出现发热、上呼吸道炎症、眼结膜炎等症状,尤其是当儿童皮肤上出现红色斑片,口腔内黏膜上有针尖大小的灰白色、周围绕以红晕的小点出现,同时全身也出现斑片的时候,我们基本可以断定是麻疹。

麻疹传染性很强,麻疹患者是唯一的传染源。典型麻疹病症的发病过程可分为四期:潜伏期、前驱期、出疹期、恢复期。患病期间应该卧床休息,房内保持适当的温度和湿度,有畏光症状时房内光线要柔和;给予容易消化的营养食物,补充足量水分;保持皮肤、口腔黏膜清洁。还要采取对症治疗措施,高烧时可用小量退热剂;烦躁可适当给予苯巴比妥等镇静剂;剧烈咳嗽时用镇咳祛痰剂;继发细菌感染可给抗生素。

小知识

累塞斯(公元865年—925年),代表作《医学集成》,涉及外科、儿科、传染病和多种疑难杂症的治疗经验和理论知识,不愧为一部百科全书式的巨著。

第二章
黑暗时代：
中古世纪夜空中的医学福音

梅毒——美洲送给欧洲大陆的见面礼

梅毒,是由梅毒螺旋体的病菌所引起的慢性传染病,其病原体是德国的霍夫曼和谢文定在 1905 年首先发现的一种呈现柔软纤细的螺旋体,有如金属刨花,因透明不易染色,又称为苍白螺旋体。

"梅毒"曾经是一块笼罩在整个欧洲大陆上空的乌云,是一个让所有人闻之色变的词汇。根据数据记载,感染梅毒的人,最终都会是全身溃烂、神经错乱死去。我们可以透过当时的几个大国对梅毒病人的处理方法看出梅毒的危害程度:法国将感染梅毒的病人全部驱逐到城墙以外;德国在纽伦堡也采取了针对梅毒患者的强制性监管防护措施;苏格兰为了防范梅毒,禁止名声不好的妇女工作,并将爱丁堡所有携带梅毒的居民一律流放到利斯附近的因奇基思岛。

梅毒是如何能在欧洲大陆肆虐呢?这要追溯到发现新大陆的哥伦布。哥伦布率领他的船队抵达了美洲的巴哈马群岛,在此进行补给修整。不甘寂寞的船员与当地的印第安女性有了性接触,可他们万万没有想到,短暂欢愉换来的竟是病痛和

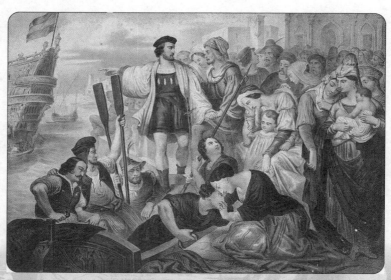

哥伦布给欧洲带来了财富,也带来了致命的梅毒。

死亡。原来这些土著居民长久以来都携带着梅毒病毒，很快就有船员发生了病变，病变往往从性器官开始，紧接着就扩散到了全身。而船上的医生对这些闻所未闻的疾病束手无策，只能眼睁睁看着他们痛苦万分地死去。哥伦布和幸存活下来的船员匆忙掩埋了同伴的尸体后逃回了欧洲，梅毒也如影随行般地传播开来。

当时，西班牙和法国正在意大利的那不勒斯交战。哥伦布的很多船员回国后直接参加了战争，他们把病毒传染给了那不勒斯的妓女，而妓女又传染给了法国士兵。法军退兵后，法国国内开始了梅毒的大爆发。在很短的时间内，法国、瑞士、匈牙利、德国、荷兰和俄国都出现了梅毒。

最初的时候，很多人并不认识梅毒，甚至将它与麻风病混为一谈。随着病毒危害的愈演愈烈，国家间开始相互攻讦，指责对方是病毒的源头。经过长时间考证，人们才真正了解梅毒原来是美洲送给欧洲大陆的见面礼。

为了攻克这种病毒，医学家们进行了不懈怠的探索。早期的医生采取禁食、出汗、放血和排泄等疗法治疗这种疾病，然而效果甚微。随后，汞和砷被应用于梅毒的治疗。德国专家保罗·艾利（Paul Ehrlich）于 1908 年研究出的"606"成为一种更好的药物，被当时人们赞誉为"梅毒的克星"、"神奇子弹"。随着青霉素的发明，开创了梅毒治疗的新时代。青霉素治疗梅毒，有强烈的抑制梅毒螺旋体的作用，在长期应用中发现青霉素治疗梅毒疗效快，副作用小，杀灭螺旋体彻底，其后 50 年代开始又引入其他抗生素治疗梅毒。在今天，梅毒已经不像 600 年前那样恐怖了。

梅毒，是一种危害性极大的性病，对人类机体造成的伤害往往具有不可恢复性，也就是即使治愈梅毒，病毒对你身体的伤害也将长期存在。

在疾病归类中，性病属于泌尿外科疾病之一。泌尿外科是专门研究男女泌尿系统与男性生殖系统的一门医学，也就是研究人类男女身体中最为隐秘的器官的学科。

作为人类最私密的器官，无论男女的泌尿系统都是由肾、输尿管、膀胱及尿道组成。因为泌尿系统与人的生殖器官息息相关，两者产生的疾病常会互相影响。生殖繁衍是人类最为重要的一项生理活动，它关系到人类是否能够继续在地球上繁衍发展，所以对于泌尿系统和生殖系统的研究也是医学界长期关注和重视的一门医学学科。

威廉·哈维建立血液循环理论

心脏是血液循环的原动力。人类血液循环是封闭式的,是由体循环和肺循环两条途径构成的双循环。

古罗马名医盖伦曾提出血液循环理论,他认为血液在血管内的流动如潮水一样一波一波地向四周涌去,随后自然消失。盖伦的理论一直被医学界奉为不可动摇的真理。然而到了 17 世纪,有个人对这个"真理"发出了挑战,他就是威廉·哈维(William Harvey)。

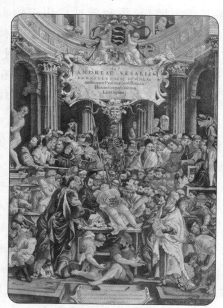

中世纪的解剖手术。

威廉·哈维 1578 年出生在英国的福克斯顿,他在剑桥大学毕业后考入了帕多瓦大学,主要研究解剖学。哈维从他老师法布里休斯(HieronymusFabricius)那里,获得了一个信息——静脉瓣膜阻止血液逆流。这一信息使得哈维对盖伦的理论产生了怀疑,他决心彻底搞清楚血液循环的奥秘。他的研究从在动物身上做实验开始:他把一条蛇解剖后,用镊子夹住蛇的大动脉,发现镊子以下的血管很快干瘪了,而镊子与心脏之间的血管和心脏本身却越来越胀,几乎要破了,去掉镊子后,心脏和动脉又恢复正常大小。接着,哈维又夹住大静脉,发现镊子与心脏之间的静脉立刻瘪了,同时,心脏体积变小,颜色变浅。去掉镊子后,心脏和静脉也恢复正常。哈维对实验结果进行深入的思考和严密的论证后得出了一个在当时人们看来堪称疯狂的结论:心脏里的血液被推出后,一定进入了动脉;而静脉里的血液,一定流回了心脏。动脉与静脉之间的血液是相通的,血液在体内是循环不息的。

哈维不只满足于论证,他将物理学中的"量"的概念引入了医学实验:假定心脏每次跳动的排血量大约是两盎司,心脏每分钟跳动 72 次,所以每小时大约有

540磅血液从心脏排入主动脉。但是540磅远远超过了血液本身的重量，甚至超过了一个正常人的体重。因此哈维认为，血液是往复不停地通过心脏的。

其实在哈维之前已经有人了解了盖伦的错误，但是他们都没有办法进行证明。而哈维经过一系列实验和计算得出了新的血液循环理论：定量的血液自心脏流出，经动脉绕经全身，再由静脉回到心脏，然后是一个较小的循环，血液从心脏的右腔移进肺脏，再从肺脏回到心脏左腔，又流向身体其他部分，继续另一个循环。

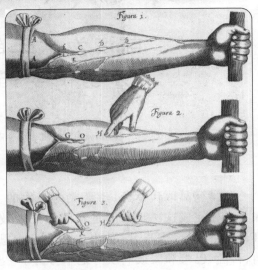

实验证明，瓣膜只允许血液做单向的流通，这是哈维血液循环理论的证据之一。

然而，印证了"真理往往掌握在少数人手中"这句老话，哈维的理论自一提出就遭到了学术界无情的打击。很多权威都长期拒绝承认哈维的发现，拒绝接受他的理论。面对这种情形，哈维淡淡地说出了如下的话："我的信念就是热爱真理，以及存在文明人心目中的公正。"

历史终于给了哈维公正，如今他的著作《血液循环论》已经成为了医学界的经典之一。

血液循环理论指的是，人类血液循环是在一个封闭式的管道系统里完成的，它由体循环和肺循环两条途径构成了双循环。其中，从左心室开始到右心室被称为血液体循环，从右心室开始到左心房被称为血液肺循环。

血液循环的路线是：左心室→（此时为动脉血）→主动脉→各级动脉→毛细血管（物质交换）→（物质交换后变成静脉血）→各级静脉→上下腔静脉→右心房→右心室→肺动脉→肺部毛细血管（物质交换）→（物质交换后变成动脉血）→肺静脉→左心房→最后回到左心室，开始新一轮循环。

血液循环的主要功能是完成体内各类物质的交换运输。一旦停止，机体各器官组织将因失去正常的物质转运而发生新陈代谢的障碍。同时体内一些重要器官的结构和功能将受到损害，尤其是对缺氧敏感的大脑。大脑中的血液循环停止3到4分钟，人就会丧失意识；血液循环停止4到5分钟，半数以上的人将发生永久性的脑损害；停止10分钟，即使全部智力不被毁掉，也会毁掉绝大部分。因此血液循环对于人体器官的正常运转具有极其重要的意义。

自诩为君王的医学教父
开创化学药品新时代

药理学,是指研究药物在进入生物体内后能够引起各种机体变化的一门科学。

化学药品取代草药、药膏成为医生的主要药方,这是医学进步的一个重要步骤。率先完成这一步骤的是在医学史上被喻为"医学化学之父"的帕拉塞尔苏斯(Paracelsus)。1493 年,他出生在瑞士的恩塞德恩,年轻时曾经漫游全欧,在维也纳、科隆、巴黎和蒙彼利埃等地学习医学。这时的帕拉塞尔苏斯具有强烈的学习欲望,他曾经在自传中写道:"我经常冒着生命危险去寻找我的艺术。我从不为向妓女、屠夫和理发师请教那些对我有用的知识而感到羞耻。"

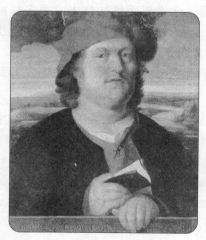

在医学史上勇于打破常规的帕拉塞尔苏斯。

凭借着出色的医术,帕拉塞尔苏斯在巴塞尔接连完成了一系列的手术,被称赞为神医,并在当地贵族的推荐下,出任巴塞尔大学的校长。

在巴塞尔大学期间,帕拉塞尔苏斯做出了一系列被时人视为"疯狂、狂妄自大"的举动:他认为自己是医学的救世主,把所有人都贬得一文不值,说盖伦是个只有少许常识的骗子,阿森维纳只配在厨房里当领班,而他在学校里的同行则是"即使是苍蝇都不愿意和那些家伙同坐";他总是随身带着一个剑柄,说其中藏着贤者之石,说他是宇宙的迷药,可以治疗所有的疾病;他对古老的四元素定义法嗤之以鼻,提出了自己全新的见解,发明了一套生命的化学观;他经常像君主一般对自己的学生演讲:没有科学和经验,谁也没有资格做医生!

抛开这些看似疯狂的言行之后,我们可以了解,帕拉塞尔苏斯对于医学进步做出了巨大的贡献。过去医生选择药方只考虑草药,帕拉塞尔苏斯却成功地将炼金术引入了医学领域;他在实验中发现,在蒸馏瓶中的蒸气浓缩后的产物,是硫磺、水银和盐，于是他对古老的四元素法重新定义，认为生命来自于以上三种元素。虽然现代医学证明他这种发现是错误的，但他提出了原始的生命化学的概念。帕拉塞尔苏斯在实际中经常采用化学品，例如硫磺、铁、砷，都取得了不错的疗效，他的观点启发了炼金术士，激励他们在化学中寻找新的药物，研制很多化学药品，弥补了古医学中只利用草药、药膏的局限。

尽管当时化学药品的负面作用引起了广泛的关注，但是医学的化学化已是无可阻挡的潮流，后来的人使其不断完善，并将先行者帕拉塞尔苏斯赞为"医学化学之父"和"现代化学疗法的教父"。

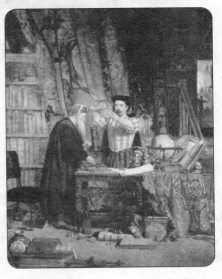

西方的炼金术。

正是医学化学，打开了人类使用化学药品治疗疾病的大门，它带领人类进入一个医学的新时代。如今，化学药品几乎用于治疗所有疾病，对于详细研究它与机体相互作用及作用规律，也自然形成了一门专业学科，这就是药理学。

化学药品如何作用于机体内，又会对机体产生何种效果呢？做为药物的化学物质，具有多种吸收途径。一般来说，药物可以经由皮肤、小肠或口腔黏膜被人体吸收，并透过血液循环在器官中扩散，进而到达患病部位。但是，有些药物在人体内会因为一些其他因素转化为其他产物。这些转化而成的产物是否对人体有毒性，是否会对人体产生未知的影响，都是药理研究的课题。最后，药物会经由人体的胆汁、尿液、呼吸或者皮肤等被排出体外。

药物对患者具有治疗作用，同时也会引起一些不良反应。我们把不符合药物治疗目的并给患者带来病痛或危害的反应，都称为不良反应。但这些不良反应一般都是药物作用机体产生治疗效果后的必然副作用，就如中国一句古话"是药三分毒"一样，但一般这些不良反应都会在药物研制之时得到严格的评判，并且在停药后可以自行恢复。

从动物到人体的解剖

解剖学是医学的基础学科之一。要想查清病因和有效治疗，首先应了解、熟悉人体的结构，解剖学就是了解人体结构的学科。

解剖在现代人看来是件很普通的事情，其实解剖的发展，尤其是由动物解剖发展为人体解剖有一个漫长的历史过程。早在史前时期，人们透过宰杀动物、观察受伤的人体等方式，便对动物和人类的身体结构有了一定的认识。例如古代的中国人和埃及人都掌握了尸体防腐的技术，在石器时代流传下来的岩洞上的壁画里发现了不少简单的生物解剖图案。

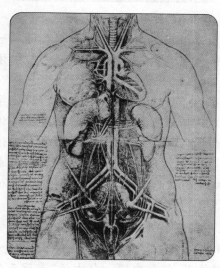

达文西所描绘的人体解剖图。

在古希腊，亚里士多德和希波克拉底都进行过动物解剖，并留下了相关的纪录。盖伦是第一个将解剖运用到医学领域的人。但是局限于当时的历史条件，他只能进行动物的解剖实验。他把那些从动物身上得来的解剖经验直接套用在人体上，不可避免地留下了许多错误。例如他一直认为人和狗一样，肝脏是静脉的发源地，肝有五叶，血液可以自由地通过心脏等等。他这些错误的观点由于人体解剖的严格受限，而一直被人们奉为真理保留下来。

这种情况一直到中世纪才有所改观。意大利著名画家达文西首先对盖伦的理论产生怀疑，他认为有必要深入了解人类的身体结构，于是开始从事人体解剖。他的研究纠正了盖伦的很多错误，例如：证明了心脏与肺部并不是相通的，画出了更正确的心脏解剖图，以及发现了主动脉根部瓣膜的活动及其性质。他的这些发现引起了医学界的关注，也使得更多的医学家投身到人体解剖中来。其中的代表人物就是维萨里（Andreas Vesalius）。

他对人体解剖的热衷程度几近痴迷的状态：在巴黎求学时，由于不满在校内的解剖机会太少，维萨里在夜间跑到郊外去偷绞刑架上犯人的尸体去解剖；还曾经将

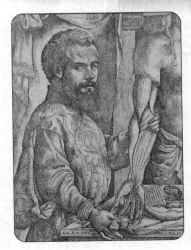

近代人体解剖学创始人——维萨里。

尸体藏在自己的床下，有机会就拿出来研究；甚至带领学生去偷盗墓地，试图找到尸体来研究。这些行为触动了当时的宗教，并最终使得维萨里被赶出了法国。

1543 年，他将工作中累积起来的材料整理成《人体构造论》，公开发表。在这本书中，维萨里第一次遵循解剖的顺序描述人体的骨骼、肌肉、血管和神经的自然形态和分布等自然情况，很大程度上推动了人体解剖学的发展。

从古埃及人制作木乃伊开始，人类就有了一定的解剖学知识，只是由于宗教等原因，人体解剖受到严格限制，一直到维萨里著述《人体的结构》，才意味着近代人体解剖学的诞生。

解剖学是在整体观察和解剖过程中，用肉眼对人体器官进行研究。从最小的细胞到最大的人体器官，以及器官之间的关系都是解剖学研究的范围。随着科技的进步，近二十年来，生物力学、免疫学、组织化学、分子生物学等向解剖学渗透，一些新兴技术如示踪技术、免疫组织化学技术、细胞培养技术和原位分子杂交技术等在形态学研究中被广泛采用，使这个古老的学科唤发出青春的异彩，尤其是神经解剖学有了突飞猛进的发展。

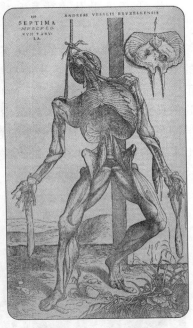

维萨里的《构造》一书中包含了许多杂乱又详细的人体解剖图，经常摆着讽喻的姿势。

小知识

马尔皮基（Marcello Malpighi，公元 1628 年—1694 年），显微镜学家。在扩展了视觉世界之后，他观察了毛细血管并发现了红血球。

不可见的汗见证新陈代谢

新陈代谢是指在生命活动过程中不断与外界环境进行物质和能量的交换,以及生物体内物质和能量的转化过程。

在现代,每一种疾病都在实验室透过无数次的检验被纪录了下来,每一种疾病的治疗方法都透过无数次的科学实验得到确诊。然而在古代情况却并不是如此,很多疾病要依靠巫术来进行治疗,医学经常只是推理论证的结果,很多都是依靠经验的传承、推理的手段来进行治疗,那时的医学很不严谨。在这转变的过程中,医学测量用具的发明具有重要的意义。透过测量,医生得出了精密的医学定律,研制出了新的医疗器材和新的药物。谈到测量用具,我们就一定要说到圣托力欧(Santorio)的故事了。

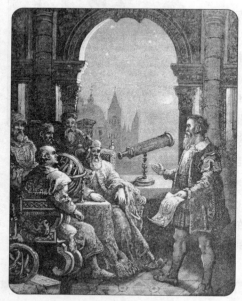

近代实验科学的先驱者——伽利略。

圣托力欧对待医学态度非常的严肃认真,他最推崇的科学家是意大利人伽利略,后者曾经用一场轰动了世界的实验推翻了古希腊先贤亚里士多德的错误。他认为医学一定要建立在实事求是的态度上,十分重视医学实验和准确的测量用具的发明。他发明了很多精细的测量仪器,例如体温表、脉时计、测量心律的仪器等等。他对自己做出的脉时计非常有信心:脉时计上的指计可以调整长度,使摆动次数与脉跳相配合,进而正确测出脉搏。圣托里奥曾经骄傲地说,他的"脉时计"可以使脉搏具有数学上的精确性,而非捏造或推测的。

圣托力欧最著名的发明当属为了测量体重而发明的大秤,这座秤足足有一个房屋那么大。圣托力欧每天分不同时段坚持用大秤测量体重,研究体重的变化规律,这场枯燥的实验他坚持了30年之久。这在常人看来是不可思议的举动,曾经有人问他：这么不可思议的举动，你到底想要得到什么？圣托力欧的回答简单而又自信："我想要得到正确的测量结果。"

多年持之以恒的坚持终于换来了成果，他经由观测发现，一旦将身体的某部分直接暴露于空气中，即使不进食、不排泄，体重也会发生变化。经过分析论证，圣托力欧得出结论：这是种"看不见的汗"造成的。他实际上发现了人体的新陈代谢现象。后人根据他的研究，最终研究清楚了新陈代谢的秘密。

新陈代谢的特点是在身体无知觉情况下时刻不停进行的体内活动，包括心脏的跳动、保持体温和呼吸。

新陈代谢受下列因素影响：

① 年龄。

一个人越年轻，新陈代谢的速度就越快，这是由于身体在生长造成的，尤其在婴幼儿时期和青少年时期速度更快。

② 身体表皮。

身体表皮面积越大，新陈代谢就越快，两个体重相同而外表不同的人，个子矮的会比个子高的新陈代谢慢一些，这是因为个子高的人表皮面积大，身体散热快，所以需要加快新陈代谢的速度产生热量。

③ 性别。

通常，男性比女性的新陈代谢速度快，这是由于男性身体里的肌肉组织的比例更大，肌肉组织即使在人休息的时候也在活动，而脂肪组织却不活动。

④ 运动。

体能运动过程中和活动结束后的几个小时内，都会加速身体的新陈代谢。

小知识

彼腾科费尔（Pettenkofer，公元 1818 年—1901 年），德国科学家，将物理学和化学的研究方法运用在卫生学方面，研究水、土、空气对人体的影响，测定二氧化碳对呼吸的意义，还发明了二氧化碳含量测定法。1882 年发表《卫生学指南》。

理发师帕雷提高了外科地位

外科学是现代医学的一个科目,主要研究如何利用外科手术方法去解除病人的病源,进而使病人得到治疗。

在中世纪时,医生有严格的等级之分,内科医生地位很高,而外科却不受重视,很少有专职的外科医生。外科手术一般都是由内科医生监督,实际的手术过程往往是由从理发师、铁匠、刽子手等非医学专业的行业里招募的助手来完成的。那么外科医生的地位是如何得到提升的呢? 那就必须要谈到帕雷(Ambroise Paré)的故事了。

帕雷出身于法国一个理发师家庭,他秉承了当时理发师兼职医生助手的社会风气,做为理发师的同时也学习了外科手术的知识。1536 年,年仅 19 岁的帕雷随军出征都灵。

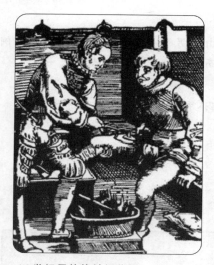

16 世纪用热烙铁烫伤口。

战场的残酷给首次接触战争的帕雷带来了极大的心理冲击。在战场上,士兵对待重伤的战友做法残酷而直接,一旦帕雷认为某个伤患难以治愈,其他人会毫不犹豫地结束伤员的生命。面对这种情况,帕雷感到万分的愧疚,认为是自己的无能导致了战友的牺牲。他不断从战场上学习医疗经验,救治了越来越多的同胞。

与此同时,帕雷积极改进旧有的医疗手段。过去为了给伤口消毒,医生都会采用热油消毒法。将滚烫的热油直接浇注在伤口上,帕雷透过实验发现了新的消毒方法,用鸡蛋蛋黄、玫瑰花油和松节油的混合物涂抹伤口。实践证明这种方法比热油消毒更有效,也极大地减少了伤员的痛苦。由此热油消毒法才逐渐从战场上消失。

从 1536 年到 1569 年,帕雷当了 30 多年的战地医生。他把战场当成学校,一直努力提升自己的医术,无数的伤员在他手下获得了新生。他还一直致力于推动外科医学的发展，发明了包扎带，记述了大腿颈部骨折的治疗方法，描绘了缝补面部外伤的正确方法，简化和改良了兔唇和狼咽手术，介绍了鼻成形术等等。

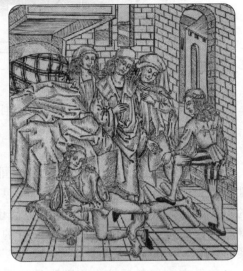

外科医师打断接合不良的腿，出自1497年出版的《理发外科学》。

由于帕雷突出的贡献和成就，他从一个普通的理发师成为了国会议员，并当上了四届法王的御前医生。离开战场后，帕雷仍醉心于外科，他出版了一本近千页的作品《帕雷全集》，记载了自己一生的医疗经验。

外科学是医学的一个重要组成部分，它的研究范畴一直在不断更新变化中，从古代的一些体表疾病和外伤治疗，到现代外科学包括了许多内部疾病治疗，这一历程的变化说明了人类对自身各系统、各器官在病因和病理方面，逐渐获取了比较明确的认识，也说明了诊断方法和手术技术在不断改进。

一般来说，按病因分类，外科疾病大致可分为损伤、感染、肿瘤、畸形和其他性质的疾病五大类。现代外科学，不但包括上列疾病的诊断、预防以及治疗的知识和技能，而且还要对这些疾病的发生和发展规律实施有效的研究。

手术一般是外科所特有的一种治疗方法。人们也往往把是否需要手术治疗做为区别内科还是外科疾病的标准。但外科学并不等于手术学，手术只是外科疾病治疗方法中的一种。然而，随着药物、早期诊断技术与其他医疗科技的发达，许多疾病的治疗都转变为非外科手术为主，例如大部分的尿路结石可以应用体外震波，使结石粉碎排出。近年来，由于介入放射学的迅速进展，外科与内科以及其他专科更趋于交叉融合。相信随着医学科学的发展和诊疗方法的改进，外科学的范畴将会不断地更新变化。

小知识

帕雷（公元1517年—1590年），法国医生，结束了用热烙铁或热油浇灼伤口的野蛮作法，推动了外科学发展。他著有《创伤治疗》，介绍火炮伤害的革命性观念，推翻传统使用的残酷烧灼法。

从皇帝切口到围产医学

围产医学是研究分娩前后一定时期内孕产妇及胎婴儿生理、病理变化和疾病防治的一门科学。

在中世纪的欧洲,妇女分娩是一件非常危险的事情。那时,妇女分娩时严禁男性靠近,认为这是件很不吉利的事情。只能依靠接生妇的帮助,接生妇只具有基本的接生经验,遇到什么突发情况时她们也是手足无措。人们似乎已经习惯妇女分娩时的痛苦呻吟以及不断有儿童夭折的惨剧,在医学的其他科目都得到了长足发展时,妇产科却几乎是停滞不前的。

曾经有人记载过接生妇蹩脚的接生手段:她们会用胡椒粉或喷嚏药粉喷进产妇鼻腔里,或者用大量的药片塞住产妇的喉咙,甚至让即将分娩的产妇在楼梯上下奔跑,做剧烈的运动,或用手使劲地揉搓产妇的腹部,如此粗野的方式显然不会有什么好的效果,甚至会对产妇的身体造成终身的伤害。只有当接生妇认为产妇无法正常分娩时,她们才会请来外科医生,但这时医生所能做的,往往只是把死婴从母亲的体内取出。

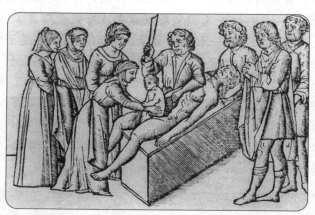

关于剖腹产的木刻画。

在这种极其不合理的情况下,一本名为《孕妇和助产士的玫瑰园》的小册子面世了。这本书一出版就大受欢迎,因为首次有人将女人生育这一常人无法接触到

36

的事实,完整地描述了出来。以后的几年里,社会上对妇产科的研究逐渐放开。有人写成《妇产士》一书,论证了剖腹产的可行性以及提出很多改善助产术的实际方法。

剖腹产在当时被称为皇帝切口,这个称呼来自于罗马皇帝西泽,因为传说中西泽就是剖腹产出生的。1610 年 4 月 21 日,威滕堡大学医院进行了历史上第一次的为活人举行的剖腹产手术,可惜手术并不成功,母亲在 4 周后去世,而孩子也只是活到了 9 岁。此后虽然进行了多场的剖腹产手术,可是很少有成功的例子,许多顽固守旧的助产士甚至将剖腹产斥为谋杀。可是就是在这些诋毁的声音中,研究剖腹产的医生们坚持了下来,妇产科发展的越来越科学,越来越安全。剖腹产也逐渐被越来越多的人所接受。

在历史上由于人类的愚昧无知,曾经给妇女的分娩带来了无法想象的苦难,数不尽的产妇死于产褥热等病症。这促使了一门新兴科学的诞生——围产医学。

围产医学是近二十年来发展起来的一门新兴的学科,对降低胎儿、婴儿死亡率、保证母婴健康、提高子代素质有着非常重要的意义。

在临床上,妇女的围产期有四种划分方法。围产期 I:孕期满 28 周(胎儿体重≥1 000 g,或身长≥35 cm)至出生后 7 天。围产期 II:孕期满 20 周(胎儿体重≥500 g,或身长≥25 cm)至出生后 28 天。围产期 III:孕期满 28 周(胎儿体重≥1 000 g,或身长≥35 cm)至新生儿出生后 28 天内。围产期 IV:从胚胎形成至新生儿出生后 7 天之内。世界卫生组织(WHO)、国际妇产科协会(FIGO)均采用围产期 I 的划分方法。因为这段时期对孕妇和胎儿来说是最危险的时期,很多孕妇在这一时期都可能出现某些并发症,威胁着自身及胎儿的安全,影响胎儿的健康成长和发育。如果早期发现,立即治疗,一般都可以安全度过这一时期。

小知识

高尔维沙(Corvisart., J.N.,公元 1755 年—1821 年),法国医生。经过 20 年研究后推广叩诊法,使叩诊法得以在临床上普及应用。

培根透过雨珠发明眼镜告诉人们验光常识

验光是检查光线射入眼球后的聚集情况，它以正视眼状态为标准，测出受检眼与正视眼间的聚散差异程度。

眼镜是现代非常常见的物品，事实上它的出现并最终定型，经历了一个漫长的历史过程。早在 11 世纪，医生伊本·海赛姆（Ibnal-Haytham）就观察到，透过一个玻璃的球面体去看物体时，物体好像被放大了，这个就是眼镜的灵感来源。可惜海赛姆医生的研究没能继续下去。过了两个世纪，培根第一次发明了能帮助人提高视力、方便阅读的物品，也就是眼镜。培根发明眼镜的背后，有一个有趣的小故事。

一个雨后的下午，培根在花园里散步，发现了一个树上的蜘蛛网沾满了雨珠。他无意间透过蜘蛛网向上看，发现看到的事物都被放大了不少，连树叶上细细的绒毛都能看得清楚。这个发现触动了他的灵感：现在有很多人都抱怨视力不好，看不清东西，这个发现也许能帮助他们！培根立刻跑回家，翻出了一个玻璃球，透过它来观察物体，可是效果并不太好。他用工具将玻璃球切割开，用玻璃片来观察，这次物品放大的效果就很明显了。眼睛不好的人用它来看书，就能变得轻松多了。培根用木头做成一个圆圈固定住镜片，再安上一个手柄，阅读的时候拿在手里，非常方便。后来有人发明了一种更方便的眼镜，用钉子将两个带手柄的镜片铆合在一起，阅读的时候用手拿着，这很类似如今的放大镜，它的出现有很积极的意义，人们的阅读更方便了。

经过后代工匠的不断改造，眼镜的外型不断进步。眼镜逐渐由最初拿在手里

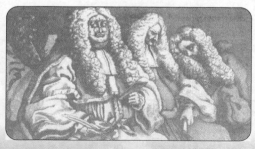

手握 18 世纪流行的羽茎、戴夹鼻眼镜和假发的法官，出自 18 世纪的讽刺画。

变成了戴在脸上，这就是夹鼻眼镜，它不用手持，使用已经很方便了。只可惜太重，体积又大，使得人们无法长时间佩戴它。很多人为了方便，在不使用的时候，都把眼镜推到帽子上，甚至干脆系到耳朵上、头上。随着工艺的不断进步，眼镜的重量也越来越轻、越来越便利。后来随着书籍数量的增加，人的阅读需求也跟着增加，出现视

力障碍的人也就越来越多，于是专门生产眼镜的产业——眼镜业也由此应运而生。

眼镜具有调节进入眼睛的光量，增加视力，保护眼睛安全和临床治疗眼病的作用，对屈光异常引起的儿童斜视和伴有头痛的屈光异常患者，配戴眼镜后均可治疗，因此医学上十分重视。

佩戴眼镜前必须先验光，参数合适才会佩戴得舒适。

人的眼睛就像一部精密的照相机，而验光就是对眼睛这部机器的一次彻底检查，透过仪器发现光线进入眼球后到底发生了什么，透过与正常光线折射后的效果比对，我们会发现眼睛的故障所在。进而决定采取何种方法来矫正问题。对于初次佩戴眼镜矫正视力的患者来说，验光这个步骤也是必要的，因为验光不仅仅帮你验证你的眼睛度数，它还有很多别的重要因素的，有助你发现眼睛中的其他生理问题，决定你适合佩戴何种眼镜，是否能戴隐形眼镜等。

小知识

弗朗西斯·培根（Francis Bacon，公元 1561 年—1626 年），英国哲学家、作家和科学家。著有《学术的进步》和《新工具》等。

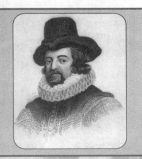

数学教授研究人体肌肉怎么运动

全身骨关节连接起来构成骨骼，形成人体的基本轮廓，起着支持、保护和运动的作用。骨骼肌附着于骨，并跨过关节，在神经系统的支配下，骨骼肌收缩时以关节为支点，牵引骨改变位置而产生运动。在运动中，骨起着杠杆作用，关节是运动的枢纽，骨骼肌是运动的动力器官。

17世纪时，波雷利在意大利的比萨大学担任数学教授，在做好了本职工作的同时，他在动物解剖和生物学方面也有深厚的造诣。

在生物学的研究中，波雷利发现在生物机体单块肌肉和肌肉群的运动过程中，机械学原理和几何学原理同样适用。为此他做了很多试验，专门对人和动物的跑、走、跳、游泳等不同的运动姿势，做了力学分析和计算，结果都证明了他的发现：机械原理和几何学原理同样适用于生物机体的单块肌肉和肌肉群的运动过程中。

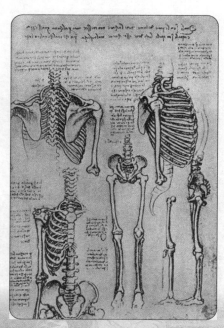

著名的画家达文西描绘的人体骨骼图。

这时，波雷利想起了笛卡儿的一个观点：动物是一部精密的机器。他把动物看成是一架机器，认为所有生理功能都可以用机械术语来加以解释。波雷利决定沿着这个方向继续研究，他找来了同样在比萨大学任教的医学教授马尔皮基（Marcello Malpighi），两人分别从解剖学和力学的方向研究这种生理现象。波雷利经由显微镜观察肌肉的细微结构，耐心地研究了各种肌肉运动的特点，终于有所发现：他认为心脏是一个肌肉泵，这个发现纠正了之前认为的心脏是一个热源的观点。为了验证自己的观点，他将一头鹿活体解剖了，透过分别测量心脏和其他器官的温度，他发现它们之间毫无差异。他还认为，心脏肌肉在收缩时体积会增大，并认为这是肌肉活动的普遍现象，而不是以前医学界一直认定的，是动物灵气从脑部通过神经流到肌肉使肌肉紧张而变粗。

　　同时他还提出了一些其他的论点,例如:胃的功能是透过压力起作用的。此时波雷利又做了一个实验:他将空心或实心的玻璃球、铅块等导入火鸡的胃里,第二天发现这些东西都变成了粉末,实验又一次验证了他的观点。依靠着数学方面的造诣,他很快计算出了火鸡胃的力绝不低于 1 350 磅,这个力度相当于老虎的咬合力度。他还认为肌纤维是由菱形块串成的链,收缩是由于大量的楔形相互嵌插而引起肌肉膨胀的结果等等。

　　正是透过波雷利的一番深入思考和研究,人体解剖学中肌肉运动的一些秘密被逐步揭开了。

　　在人体的骨骼结构中,骨、关节、骨骼肌是如何配合完成日常各种运动,并承担了哪些职责呢?

　　骨是由约占 1/3 的有机物和约占 2/3 的无机物共同构成的,有机物主要是胶原纤维,使骨具有韧性和弹性,无机物中主要是各种钙盐,提供了骨的硬度。骨成分会随年龄的变化而变化,幼年时有机物较多,故弹性大而硬度小,容易变形;老年人与此相反,含无机物较多,故容易发生骨折。骨骼中的关节是连接骨的关键部件,它由一系列软件组织和液体组成,使一块块独立的骨成为了一个整体,同时为坚硬的骨提供足够的活动灵活度,保证人体各部分可合理随意地运动。骨骼肌是由横向和纵向交织的肌肉组成,它靠着肌腱附着在骨骼上,通常起于一骨,止于另一骨,中间跨过一个或几个关节。横向肌群和纵向肌群可以分别控制骨的不同运动方向。而且每块骨骼肌上都分布有丰富的血管、淋巴和神经,这些构造可以保证它能准确地将大脑的指令传递给骨,透过骨骼肌的运动进而支配机体骨骼进行随意运动;同时为骨骼提供营养物质,保证骨骼系统的正常生长发育。

　　可见,如果说在运动中,骨起着杠杆作用,关节是运动的枢纽,那么骨骼肌则是运动的动力器官。

小知识

　　波雷利(Giovanni Alfonso Borelli,公元 1608 年—1679 年),17 世纪意大利著名的数学家,用机械方法研究生理和解剖,出版《动物运动论》,认为人体的生理病理活动均可用机械定律说明,这一学说导致对复杂的生命现象产生机械化、简单化理解的弊端。医史上称为"物理派"。

从酶的发现到用酶诊断

酶，是指由生物体内活细胞产生的一种生物催化剂。

18世纪的意大利生理学家史巴兰札尼（Lazzaro Spallanzani）对于人体是如何消化吸收进入体内的食物感到十分好奇，因为当时的人们对于人体的消化系统只有一个大致的认识。

史巴兰札尼清楚，胃会分泌一种叫胃液的物质，它在消化过程中一定发挥了重要的作用。但到底是怎样的作用呢？他决定做实验搞清楚这一切。可是胃在人的体内，该如何观察呢？史巴兰札尼想到了一个好办法。他做了一个金属的小笼子，在笼子里放了块肉后，将笼子拿到自己饲养的鹰前，鹰闻到肉味就吞下了笼子。史巴兰札尼十分高兴，这个实验已经成功了一半。过了一段时间，史巴兰札尼杀死了鹰，从它的胃里取出了笼子，发现里面的肉已经没有了。

这说明胃中含有一种可以消化食物的物质，而这种物质并不是所有东西都能消化，金属笼子便在鹰的胃中保存了下来。为了研究得更透澈，搞清楚人体消化功能是否与动物一样，史巴兰札尼开始在自己身上做实验。他冒着被噎死的风险吞下了一个装满了面包屑的亚麻包，23个小时后取出小包时，小包完好无损，面包屑却已经消失了。

这证明人的胃液中也包含着那种可以消化食物的物质。后来他又吞下了不少的木质品和金属制品，但这些坚硬的东西让他呕吐不止。这时他意识到自己的实验无法再继续下去了。

但是他的发现还是为后人的研究提供了很多启示和帮助，60年后，德国科学家施万（Theodor Schwann）在他进行的腐败和发酵实验中，意外发现了发酵必须有酵母菌的参与。1836年他又从胃黏膜中分离出一种能消化蛋白质的化学物质，他将它命名为胃蛋白酶，这也是人类从动物组织中分离出来的第一种酶。

这时人们终于搞清楚了，是胃液中饱含了这种蛋白酶，而这个酶正是消化肉块、面包屑、食物的原始物质，这也解开了长期困扰医学界的人体消化之谜。进入20世纪后，科学家们相继提取出更多的消化蛋白质的结晶体，他们进一步研究指出，酶是一类具有生物催化作用的蛋白质。

从本质上讲，酶是一种蛋白质，具有蛋白质的性质。从化学角度讲，人体的各项活动都可以归结为是一项巨大复杂的化学变化过程，而酶则在这项化学变化中扮演着不可或缺的催化物质，如果缺少了它，机体的整个化学过程将不复存在。

如米饭在口腔内咀嚼时，咀嚼时间越长，甜味越明显，是由于米饭中的淀粉在口腔分泌出的唾液淀粉酶的作用下，水解成麦芽糖的缘故，因此，吃饭时多咀嚼可以让食物与唾液充分混合，有利于消化，此外人体内还有胃蛋白酶、胰蛋白酶等多种水解酶，人体如果想正常从食物中摄取到所需的蛋白质，必须在这些酶的作用下，水解成氨基酸，然后再在其他酶的作用下，转变成人体所需的 20 多种氨基酸，按照一定的顺序重新结合成人体所需的各种蛋白质，这其中发生了许多复杂的化学反应，可以说，没有酶就没有生物的新陈代谢，也就没有自然界中形形色色、丰富多彩的生物界。

从医学角度来看，正常人体内酶的活性比较稳定，可是一旦某种酶出现缺乏就会破坏机体的整个化学反应过程，会引起先天性或遗传性疾病，比如白化症，就是白化病患者机体中缺少一种酶——酪氨酸酶，导致机体内的黑色素细胞不能最终变成黑色素造成的。

一旦人体某些器官和组织受损，或者发生病变，某些酶活性也会随之发生变化，被释放进入血液、尿液或体液中。因此，酶在医学诊断上又具有重要意义。比如急性胰腺炎时，血清和尿中淀粉酶活性显著升高；肝炎和其他原因肝脏受损，肝细胞坏死或通透性增强，大量转氨酶释放入血，使血清转氨酶升高。藉助血、尿或体液内酶的测定，医生就可以很轻易地了解或判定某些疾病的发生和发展。

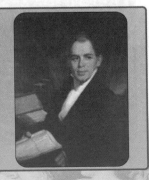

黑暗中飞行的蝙蝠带来超声波诊断技术

将超声波发射到人体内,当它在体内遇到界面时会发生反射及折射,并且在人体组织中可能被吸收而衰减。因为人体各种组织的形态与结构是不相同的,是故其反射与折射以及吸收超声波的程度也就不同,医生们正是透过仪器所反映出的波型、曲线或影像的特征来辨别它们。此外再结合解剖学知识、正常与病理的改变,便可诊断所检查的器官是否有病。

18世纪的科学家史巴兰札尼第一个发现了超声波,而他发现的过程却很曲折,是个很有趣味的小故事。

每晚史巴兰札尼散步时,总是能看到一些蝙蝠在夜空中灵活地飞翔,他不禁有些疑惑:蝙蝠为什么能在漆黑的夜空里自由飞翔而不撞到任何障碍物呢?是什么让它们有如此的本领,可以在黑暗中看清楚东西,还能捕捉到动作迅捷的飞虫?史巴兰札尼决定做一个实验。

一天夜晚,他带着几只装在笼子里的蝙蝠来到了街头。当他一打开笼子,蝙蝠们立刻冲了出来,在空中恣意地变换舞姿,还灵巧地躲开了各种障碍物。这让史巴兰札尼大惑不解,因为这些蝙蝠都被他用黑布遮住了眼睛,它们根本看不见东西!

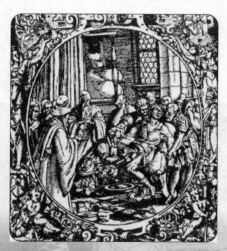

16世纪的结石手术。

难道蝙蝠不是用眼睛来"看"东西吗?那它们到底是如何辨别方向和飞行路线呢?

史巴兰札尼决心继续实验,这一次,他堵住了蝙蝠的鼻子,可是它们依然能自由地飞翔。第三次的实验,史巴兰札尼用油漆涂满了蝙蝠全身,不让它们的皮肤和空气接触,因为他怀疑蝙蝠是透过皮肤来感应前方的道路。可是这一次实验还是没有效果,蝙蝠的飞行依然很正常。

现在只有耳朵没有测试过了,难道它们是靠听来行动的吗?第四次的实验开始了,这次蝙蝠被堵上了耳朵。它们像醉汉一般,摇摇晃晃地出了笼子,全然没有了以前的神气,跌跌撞撞的,很快就撞到了障碍物,掉到了地上。蝙蝠不能分辨道路了,它们果然是靠"听"来飞行的!

后人在史巴兰札尼研究的基础上,终于搞清楚了蝙蝠是如何"听"路的。它们靠喉咙发出人耳听不见的"超声波",这种声音沿着直线传播,一碰到物体就像光照到镜子上那样反射回来。蝙蝠用耳朵接收到这种"超声波",就能迅速做出判断,灵巧地自由飞翔。

时至今日,超声波在我们的生活中发挥着重要的作用,工业、农业、医疗和军事等领域都离不开它。尤其是在医疗领域,超声波成像原理在医学检查中发挥着极其重要的作用。

我们知道,当物体振动时会发出声音。科学家们将每秒钟振动的次数称为声音的频率,它的单位是赫兹。我们人类耳朵能听到的声波频率为20～20 000赫兹。当声波的振动频率大于20 000赫兹或小于20赫兹时,我们便听不见了。人们把频率高于20 000赫兹的声波称为"超声波"。通常用于医学诊断的超声波频率为1～5兆赫。

超声波的波长比一般声波要短,具有较好的方向性,而且能穿透一些不透明的物质,这样就可以在医疗检查方面得到普遍应用。检查时,我们将超声波发射到人体上,当声波与人体相遇后,会依据人体中各个器官的不同形状发生反射及折射,并且因为人体各种组织的形态与结构的不同,在不同的人体组织中可能被吸收而衰减。因此透过人体的超声波会呈现出不同的强弱特征,医生们正是透过仪器所透出的波型、曲线或影像的特征来辨别它们。同时再结合解剖学知识、正常与病理的改变,便可诊断所检查的器官是否有病。

超声波在医学上除了可以帮助医生很好诊断人体器官的病灶所在,在医学的疾病治疗上也有很多应用。其中比较重要的就是超声波体外机械波碎石术,它是结石症治疗史上的一个重大突破。而由此扩展开来的高强度聚焦超声无创外科,已使超声治疗在当代医疗技术中占有重要位置,现在超声聚焦外科已被誉为是21世纪治疗肿瘤的最新技术。

小知识

史巴兰札尼(Lazzaro Spallanzani,公元1729年—1799年),意大利著名的博物学家、生理学家和实验生理学家。在动物血液循环系统、动物消化生理、受精等方面都有深入的研究,他的蝙蝠实验,为"超声波"的研究提供了理论基础,此外,还是火山学的奠基者之一。

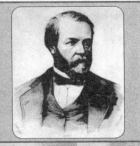

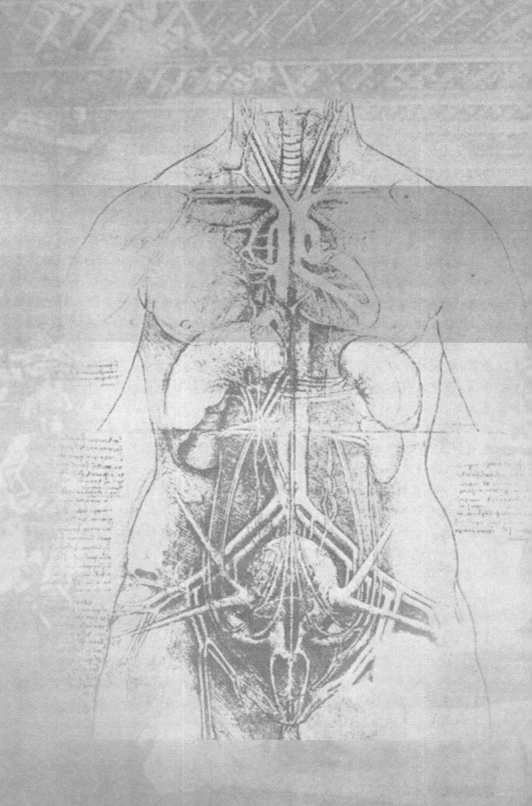

第三章
19 世纪：
巨变社会中的医术之变

实验狂人贝尔纳提出体内环境概念

内稳态机制，即生物控制自身的体内环境使其保持相对稳定，是进化发展过程中形成的一种更进步的机制，它或多或少能够减少生物对外界条件的依赖性。具有内稳态机制的生物借助于内在环境的稳定而相对独立于外界条件，大大提高了生物对生态因子的承受范围。

在生理学研究开始进入全盛时期的 19 世纪，法国著名生理学家贝尔纳（Claude Bernard）是开创这一全盛局面的科学家之一，在生理学多方面，他进行了广泛深入的实验研究，并做出了卓越的贡献。尤为重要的是他提出的体内环境概念已成为生理学中的一个指导性理论。他指出血浆和其他细胞外液乃是动物机体的体内环境，是全身细胞直接生活的环境，故体内环境理化因素如温度、酸碱度和渗透压等的恒定，是保持生命活动的必要条件。

贝尔纳自小家境贫寒，接受教育不多。迫于生活，他不得不到一家药铺当店员维持生计。庆幸的是他没有因此轻贱自己，而是积极地学习、观察社会现象，竟然写出一部关于万灵药的短剧。有位导演十分看好这部短剧，进而将它搬上舞台，结果受到很多观众的喜爱。

这部短剧将贝尔纳的才华展示在世人面前，也为他带来了收入与名声，因而贝尔纳一度钟情于写作，打算以其谋生。但机缘巧合之下，他有幸进入了巴黎医学院去学习。当更为新奇广阔的医学世界展现在他眼前的时候，他很快发现自己更适合做一名医学者。

贝尔纳在不断的努力之下成为马根迪（Magendie）的助手。马根迪是当时著名科学家，擅长做活体解剖，受传统生理学派的影响，他极力主张的用物理化学方法诠释生命现象。贝尔纳在他的手下得到了充分的训练，并青出于蓝而胜于蓝。他对于生理学方面的研究在其后长达 40 年的科学生涯中取得了非凡的成果。

贝尔纳疯狂地痴迷实验，被世人称之为"实验狂人"。在研究胰脏的消化功能时，他夜以继日地泡在实验室里，很少外出活动。通过多次实验，他第一次从胰脏中分离出三种酶素，分别促进糖、蛋白和脂肪的水解，以利肠壁吸收。他由此断定最重要的消化腺是胰脏,而非过去人们认为的是胃。

当时流行的理论是:人体需要的糖是从食物中吸收,透过肝、肺和其他一些组织分解。而贝尔纳在实验中觉得这种理论存在谬误。他凭借天才的想象和猜测,认为合成糖原的"有功之臣"应当是肝脏。贝尔纳用狗做实验来证实自己的理论,他先用碳水化合物和肉分别喂狗,几天之后再把狗杀死,意外地发现都有大量的糖分存在于它们的静脉当中。这种现象引起了他的深思。透过进一步实验,他终于发现了肝脏的糖原合成与转化功能。

可是当时的人们根本不能理解他的发现,但贝尔纳坚持己见,继续进行了大量的实验。他发现当血液中血糖含量增高时,肝脏可以将血糖转化成糖原储存起来;反之,肝脏可从别的物质合成糖原并将糖原转化成血糖进入血液。血糖高低可以透过肝脏调节,肝脏可使有机体处于相对稳定的状态。这令贝尔纳意识到有机体各部分间有着相互协调的关系。肝脏糖原合成和转化功能的发现不仅仅刺激了贝尔纳提出"体内环境"的概念,还使得人们认识到动植物在生理上的统一性。

贝尔纳在1867年出版了14卷《医学实验生理学教程》,把生理学从整体上提高到了一个新的层次。他被公认为生理学界最伟大的科学思想家。

内稳态机制,即生物透过控制自身体内的小环境,使其机体能够保持相对稳定的状态,可以说是生物在进化发展过程中形成的一种更进步的机制,它或多或少都能够减少生物体对外界环境的依赖程度。具有较高内稳态的生物可以相对独立于外界条件,大大提高了生物对外界各种不利环境的承受范围。我们在日常生活中最常见的例子就是多年修练的僧人,在印度修练瑜伽的高手。这些人往往在长期的修练过程中,体内的内稳态机制强于一般人,他们常常透过长时间的辟谷、在高寒酷热的极端环境下不吃不喝来锻炼自己,而且经过这些极端环境的考验后,身心仍然可以保持相当的健康状态。

以人为例来说,人体生活都需要适应两个环境,一个是机体组织生活的体内环境,另一个就是有机体生活之外的外环境。细胞和组织只能生活在血液或淋巴构成的液体环境中,这就是体内环境;相对于此,外界生活环境就是外环境。这两种环境会同时对人体各项机能施加影响,但他们对人体的影响程度会根据每个机体的不同而有所差异。

长期以来我们都没有充分了解人体内环境的相对稳定对生命体的影响力,随着人类对自身机能的不断深入研究,我们发现体内环境稳定是机体独立和自由存在的首要条件。体内环境的稳定意味着是一个完美的有机体,能够不断自主地调节机体对抗引起体内环境变化的各种因素,尽管这种调节具有一定的限度,当外环境的改变超出了体内环境所能调节的极限,机体的稳定态也会被破坏。但透过一定的训练,机体的这种体内环境稳定态可以被相对地提升。

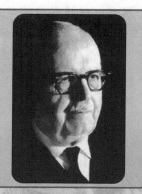

欧洲皇室中流传的神秘血液疾病

灭菌是指杀灭或清除传播媒介上的所有微生物(包括芽孢),使之达到无菌程度。

血液病,亦称造血系统疾病,包括原发于造血系统疾病和主要累及造血系统疾病。就是说,血液病可以是原发的也可以是继发的,原发的大多数是先天性造血功能缺陷或骨髓成分的恶性改变,而继发的则是其他系统的疾病,例如营养缺乏、代谢异常及物理化学因素等也可以对骨髓系统造成不良反应。

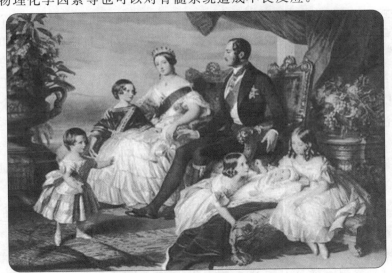

维多利亚女王的"全家福"看起来非常幸福,不幸的是,整个家族深受血友病的困扰。

18岁的维多利亚自1838年8月28日登上英国女王的宝座,从她继位至去世的这60多年间,她不仅带领英国进入历史的鼎盛时期,还经由她领导开始的英国工业革命使其一跃成为世界经济、文化、艺术等领域的中心,英国因此而被称为"统御七海"的"日不落帝国"。

1840年2月,21岁的维多利亚女王嫁给了她的表哥阿尔拔亲王。这本是一段美好姻缘,却使她的个人生活陷入了巨大的不幸当中,另外还有4个欧洲皇室家族

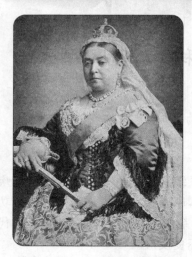

维多利亚女王九个子女的孩子们几乎遍布整个欧洲的王室，因此被誉为"欧洲祖母"。

也惨遭波及。因为维多利亚女王本人是"甲型血友病"患者，这种疾病极易透过女性遗传给后代，尤其是近亲婚姻的遗传比例更高达90%以上。

维多利亚女王共生育了9个孩子，近亲结合的关系严重影响了子女的健康。四位王子中有三位都患上了"血友病"。五位公主尽管外表如常，却继承了看不见的"血友病遗传基因"。所以当她们分别嫁入西班牙、俄国和欧洲的其他皇室时，毫无疑问地将与之联姻的各国皇室都搅入了"血友病"的泥坑之中。欧洲诸多皇室为此而惶恐不安，但当时的人们并不知道其中原因，因此又将血友病称为"皇室病"。

维多利亚女王的女儿们各个嫁得门当户对：她的大女儿成为德国国王腓特烈三世的皇后，她的一个外孙就是发动第一次世界大战的德国皇帝威廉二世；一个外孙女做了希腊王后。她的二儿子就是后来的英国国王爱德华七世，三女儿艾丽斯，嫁给德国西南黑森亲王路易四世做王妃，她的另一个外孙女被俄国末代沙皇尼古拉二世娶为皇后。她还有三个女儿，其中两个是亲王王妃，还有一个嫁给了苏格兰公爵。这些人的后代中全部都有血友病患者。血友病致病基因就随着这样的联姻从英国皇室流传到了德国、西班牙及俄国皇族，一个遗传病牵累了四个国家的皇族，实在堪称"前无古人，后无来者"了。

血友病只是众多血液类疾病的一种。血液病，亦称造血系统疾病，包括原发于造血系统疾病和主要累及造血系统疾病。血液病的成因有两种：一是天生的，二是后天的某种疾病和特殊原因造成的。其中先天性的血液病大多是由于机体先天性造血功能缺陷或骨髓成分的恶性改变造成，这类血液病常常和家族遗传有关，自胎儿就已经形成。而后天的血液病则是由于机体的疾病引起，营养缺乏、代谢异常及物理化学因素也可以对骨髓系统造成不良反应，如接受了超剂量的核辐射，引起人体器官的变异，影响人体的造血功能。

小知识

克雷佩林（Emil Kraepelin，公元1856年—1926年），德国医学家，曾用著作和演讲等方式介绍精神病的分类方法，并阐明早发性痴呆等的意义，使精神病学建立在科学的基础之上。

迈尔在印度尼西亚的新发现与有氧运动

有氧运动是指人体在氧气充分供应的情况下进行的体能锻炼。也就是说,在运动过程中,人体吸入的氧气与需求相等,达到生理上的平衡状态。

迈尔是一名秉承了德意志民族特有的严谨认真的品质的医生,他在1840年2月22日以随船医生的名义跟着一支船队来到印度尼西亚。当船队某天在加尔各达登陆时,船员们因水土不服都生起病来。迈尔依照当时医治的旧例对他们进行放血治疗,这种他已经十分熟悉的治疗手段实施起来并不费劲。但此次他却发现了一个新问题。

以前在德国医治这种病人时,只要在病人的静脉血管上扎一针,放出一股黑红的血,完后也就基本达到治疗目的了。可是现在从船员的静脉里流出的仍然是鲜红的血,让他好奇不已。迈尔知道人的血液中因含有氧而呈红色,血液到了静脉时,氧气减少,颜色就会变暗。可这里的人体内静脉中的血液却如此鲜艳,那只能是因为静脉血液里的氧气依然很充沛。

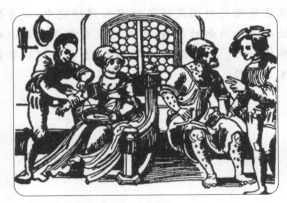

医生给一位妇女进行放血治疗。

迈尔坚韧的性格支撑着他在这个奇怪而无法解释的难题当中坚持了下来。经过不懈的研究实验和合理的推断,他最终得出结论:"人体维持体温的部分热量需求是由血液在人体内燃烧产生的,而当地炎热的天气致使人体不需要燃烧那么多氧来维持体温,所以静脉里的血仍然是鲜红的。"

我们不难从迈尔的发现中联想到近年来时尚的有氧运动。有氧运动是相对于无氧运动而言的,它是指人体在氧气充分供应的情况下进行的体能锻炼。相较于无氧运动,有氧运动期间人体经由充分的吸收氧气分解体内的葡萄糖而转化成的水和二氧化碳,可以很轻易地经由呼吸排出体外,理论上不会对身体产生任何副作用。而无氧运动在分解葡萄糖时,会因为身体在运动过程中无法获得充分的氧气而产生不能由呼吸排除的中间代谢产物,它们会堆积在细胞和血液中形成"疲劳毒素",使人疲乏无力、肌肉酸痛,呼吸、心跳加快和心律失常,严重时会导致酸中毒和增加肝肾负担。所以无氧运动后,人总会疲惫不堪,肌肉疼痛,要好几天才能恢复。

那么"有氧运动"的标准是什么呢?最主要的衡量标准是心律。如果运动时心律保持在150次/分钟的运动量为有氧运动,此时血液可以提供足够的氧气给心肌。在这种锻炼中氧气可以充分分解体内的糖分,消耗体内脂肪,增强和改善心肺功能,预防骨质疏松,调节心理和精神状态,是健身的主要运动方式。

常见的有氧运动项目有:慢跑、步行、跳绳、滑冰、快走、游泳、骑自行车、打太极拳等等。这种运动的特点是强度低,有节奏,持续时间较长。

"有氧健身运动"的首创者是美国医学家库珀(Kenneth H. Cooper),由于长期担任美国总统的私人医生,因此他提出的运动观点得到了很多人的认可。库珀将人体比喻为一部汽车,运动时需要燃烧燃醣类、脂肪和蛋白质这类"燃料"。储存在人体细胞中的这些"燃料"会在运动中消耗而产生动力,同时还需要氧气助燃,它会在你运动的时间足够长时溶入到细胞中,使身体内的葡萄糖得到了充分的"燃烧",进而转化为新的能量,这样的运动就是有氧运动。长期坚持这样的运动,可提高心肺的耐力。当心肺耐力增加了,身体就可从事更长时间或更高强度的运动,而且较不易疲劳。

小知识

芬森(Niels Ryberg Finsen,公元 1860 年—1904 年),丹麦医学家。在利用光辐射治疗狼疮及其他皮肤病方面所做出卓越贡献,1903 年获得了诺贝尔生理学或医学奖。出版了专著《光线治疗》。

"提灯女神"创建爱心护理学

护理学是以自然科学和社会科学理论为基础的研究维护、促进、恢复人类健康的护理理论、知识、技能及其发展规律的综合性应用科学。

1853年,克里米亚战争爆发。起初英军的医护条件非常低劣,在伦敦哈雷街一号成立了看护所的南丁格尔女士得知这些消息后,毅然决定奔赴前线。

南丁格尔是英国人,出生于意大利的佛罗伦萨,家境优裕的她自小接受良好教育。年轻时常协助父亲的医生朋友护理病人,进而对护理工作产生了兴趣。35岁时,成立了看护所,设立了病人召唤拉铃、在厨房设置绞盘运送膳食等诸多措施,令世人惊叹。她强调"任何妇女,不分信仰、贫富,只要生病,就可收容……"

南丁格尔以优异的工作成绩赢得了世人尊重和政府认可,英国政府在她决定前往前线时对她做出了函请。就这样,35岁的南丁格尔带领38名护士奔赴前线。当时的人们受宗教和社会习俗影响,一直反对医院,尤其是战地医院出现女护士,因此过去从无女性护士出现在军队中,可想而知将有怎样艰巨的挑战摆在南丁格尔和她率领的护士队伍前。

然而,南丁格尔凭着理想和抱负在前线充分显示了自己在护理方面的才能。她冲破重重阻碍,自掏腰包拿出3万英磅添置药物和医疗设备,重新组织医院,想办法改善伤员的生活环境和营养条件,她还对手术室、用餐室和化验室进行了整顿,改变了战地医院的整个面貌,使得战地医院竟能收容3 000~4 000名伤员。在她的管理和组织下,仅6个月战地医院就样貌大变,伤员死亡率也从42%迅速下降至2%,全国乃至全世界都被这种可称为奇迹的变化震惊了。

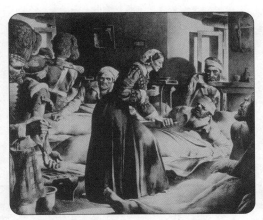

南丁格尔在照顾病人。

在前线期间,南丁格尔每夜巡视的路程超过7公里,工作时间更是超过20个

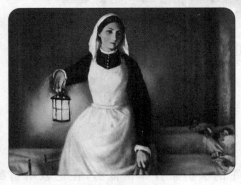
被誉为"提灯女神"的南丁格尔。

小时。她每天深夜都是提着风灯检查伤员休息情况、安慰伤势比较严重的战士。战士们非常感激这位无私的女性，甚至有人还偷偷亲吻她巡视病房时印在墙壁上的身影，亲切地称呼她"提灯女神"。士兵们返回英国，可他们忘不了南丁格尔的善良和慈悲，他们把南丁格尔在战地医院所做的事情编订成册，做了无数诗歌来赞美她。有一首诗，50年之后英国士兵们重逢还会传诵，诗中称南丁格尔是"伤员的保卫者、守护神，毫不谋私，有一颗纯正的心，南丁格尔小姐，是上帝赐给我们最大的福恩"。南丁格尔逝世后，人们把她的生日——5月12日定为"国际护士节"。后人隐誉她为"伤员的天使"和"提灯女神"。

南丁格尔不仅挽救了无数战士的生命和健康，还为妇女开创了一个崇高的职业，改变了英国乃至世界对护士们的价值评估，大大提高了妇女的地位，护理工作从此受到社会的尊重和重视。

小知识

弗罗伦斯·南丁格尔（Florence Nightingale，公元1820年—1910年），近代护理专业的鼻祖。她撰写的《医院笔记》《护理笔记》等主要著作成为医院管理、护士教育的基础教材。由于她的努力，护理学成为一门科学。

为蚕治病揭开微生物的神秘面纱

微生物是一切肉眼看不见或看不清的微小生物的总称。

巴斯德(Louis Pasteur)是近代微生物学的奠基人。像牛顿开辟出经典力学研究一样,巴斯德开辟了微生物领域研究。在他一生的研究中,先后成功地研制出鸡霍乱疫苗、狂犬病疫苗等多种疫苗;现已被广泛应用于各种食物和饮料消毒的"巴氏杀菌法";他还是第一个提出了以微生物代谢活动为基础的发酵本质理论;并发展了对人进行预防接种的技术,一系列举足轻重的科学成果,使巴斯德当之无愧地成为世界医学史上最重要的杰出人物。

1865 年,法国南部出现一种不知名的病疫夺走了大量蚕的生命,这场可怕的灾难严重打击了以农业为主要经济支柱的法国丝绸工业。巴斯德受当时法国农业部长亲自接见,并得知每年因为蚕病造成的损失已高达 1 亿法郎。这使他觉得,做为一名科学家,自己有责任拯救濒于毁灭的法国蚕业。他毫不犹豫地接受了农业部长的委派,只身前往法国南部的蚕业灾区阿莱。

巴斯德深入阿莱蚕业养殖基地,观察研究害病的蚕。他奇怪地发现这些蚕身上长满了棕黑的斑点,就像黏了一身胡椒粉,为此多数人称这种病为"胡椒病"。得病的蚕有些孵化出来不久就死了,有些挣扎着活到第 3 龄、第 4 龄后也最终难逃一死。极少数的蚕结成了茧,可是钻出来的蚕蛾却是残缺不全的,它们的后代也都是病蚕。养蚕人已经想尽了一切办法,仍然医治不好蚕病。

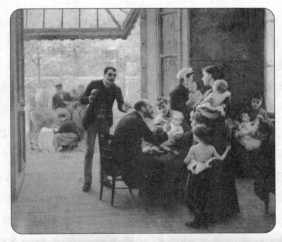

正在为患儿诊病的巴斯德医生。

巴斯德在实验室的显微镜下发现,病蚕身上附着着一种很小、椭圆形的棕色微粒,经过多次试验证明,就是这种微粒感染了蚕以及饲养丝蚕的桑叶。为了让养蚕人相信,他让健康的蚕吃了刷上这种致病微粒的桑叶,健康的蚕便染上了病。于是,他让人们毁掉所有被感染的蚕及污染的桑叶,重新开始用健康的丝蚕养殖。

在防治胡椒病的过程中,巴斯德还发现蚕极容易感染的另一种疾病——肠管病。造成这种蚕病的细菌,寄生在蚕的肠管里,它使整条蚕发黑而死,尸体像气囊一样软,很容易腐烂。而消灭蚕病的方法仅需要透过检查淘汰病蛾,就可遏止病害的蔓延。法国的养蚕业在巴斯德的帮助下重新焕发了生机,这使他获得了法国皇帝拿破仑三世的表彰和人民的热烈称颂。

巴斯德在研究葡萄酒发酸和蚕病上取得巨大成功之后,他提出主张,认为传染病是由微生物引起的。这一观点奠定了工业微生物学和医学微生物学的基础,就此开创了微生物生理学,他也被后人誉为“微生物学之父”。

自古以来,人类在日常生活和生产实践中,已经觉察到微生物的生命活动及其所发生的作用。例如中国利用微生物进行酿酒的历史,可以追溯到 4000 多年前的龙山文化时期。北魏贾思勰的《齐民要术》中,列有谷物制取、酿酒、制酱、造醋和腌菜等方法。中国著名的茅台酒一旦制作工厂搬离茅台镇,即使采用完全相同的制酒工艺和材料,口味也无法和正宗的茅台酒相比,其原因就在于茅台镇所处的地理环境聚集了数百年来酿制茅台所形成的微生物群,而正是这些微生物才是茅台保持长久醇香的根本。

因为人眼无法直接观察到微生物的存在,直到 17 世纪,荷兰人列文虎克(Antonie van Leeuwenhoek)利用自制的简单显微镜观察牙垢、雨水、井水和植物浸液后,才发现了这些神奇的“微小动物”的活动,并用文字和图画科学地记载了人类最早看见的“微小动物”——细菌的不同形态。

微生物对人类最重要的影响之一是导致传染病的流行。在人类疾病中有50％是由病毒引起。世界卫生组织公布数据显示:传染病的发病率和病死率在所有疾病中占第一位。微生物在与人类的战斗中让我们付出了惨重的代价。尽管我们已经取得了长足的进展,但是新现和再现的微生物感染还是不断发生,像大量的病毒性疾病一直缺乏有效的治疗药物,而且疾病的致病机制并不清楚。现在医学上大量抗生素的滥用,虽短时间内抑制了致病菌,但也导致了致病菌耐药性的产生,人类健康不断受到新的威胁。最典型的例子就是流行性感冒病毒,每次的流感大流行,其流感病毒都与前次流行时的病毒有很大的变异,这种快速的变异给疫苗的设计和治疗造成了很大的障碍。

微生物充斥在人类生活的四面八方，从进化的角度，微生物是一切生物的老前辈。如果把地球的年龄比喻为一年的话，则微生物约在 3 月 20 日诞生，而人类约在 12 月 31 日下午 7 时许出现在地球上。所以如何利用有益微生物、剔除有害微生物的工作，需要人类长久的艰苦研究，不断探索。

小知识

　　巴斯德（公元 1822 年—1895 年），为世人揭开传染病黑幕的法国微生物学家。他证明了微生物能引起发酵和疾病，首创了疫苗并第一个用疫苗防治狂犬病、炭疽病和鸡霍乱，奏响了人类征服病原微生物的序曲。

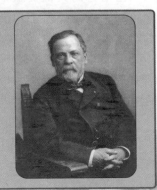

"巴氏灭菌法"的福音

"巴氏灭菌法"是一种加热食品或其他食用原料,以消灭细菌或防止食品变坏的方法。

巴斯德曾说:"没有葡萄酒的一餐,犹如没有阳光的一天。"我们如今享受阳光,都要感谢"巴氏灭菌法"的恩惠。

巴斯德出生于皮鞋匠之家,从小学习刻苦,在父亲的鼓励与帮助之下,前往巴黎读大学,学习化学,不到三十岁已成为远近闻名的化学家。法国里尔城一家酒厂老板慕名而来,央求巴斯德帮助他解决葡萄酒和啤酒容易变酸的问题,问巴斯德是不是可以在酒里添加一些化学物品来防止这种现象。

巴斯德年纪轻轻就成为化学家不是没有道理,他从不做表面文章,从酒厂带回甜菜根汁和发酵中的液体来深入钻研,用显微镜观察,比对变酸的酒与正常的酒到底有什么不同。终于有一天,让他找到了根由。没有变质的酒里有一种圆球形的酵母菌,但是变酸的酒里则出现了一种细长的菌体,叫乳酸杆菌。也是透过这次的研究,巴斯德推翻了德国化学家李比希(Justus von Liebig)所想象的发酵是化学过程,明确指出:"一切发酵过程都是微生物作用的结果。"之后,巴斯德不畏辛劳,反复试验,终于找到一个方法阻止酒变酸——只要把酒加热到 55~60 ℃,就可以杀死这种乳酸杆菌,而且加热保藏的酒会比原先口感更柔润温和。这种方法就是后来人们所说的"巴氏灭菌法"。

巴斯德的灭菌贡献不仅仅是在酿酒行业,在现代工业中往往应用于牛奶保存、食品加工以及外科手术上,并且它更深刻的意义在于确立了微生物学说,英国生物学家、《天演论》的作者赫胥黎曾评价巴斯德:"1871 年法国付给德国的战争赔款是 50 万法郎,但是巴斯德一个人的发明,已经抵偿了这一大笔损失。"因此,在人类科学史上,"巴氏灭菌法"向来是与牛顿的"万有引力"、达尔文的"进化论"、爱因斯坦的"相对论"以及居里夫人的"镭"齐名的。

1996 年,巴斯德逝世 100 周年,全世界微生物学和医学工作者举行了许多活动和仪式来纪念他,因为他的研究成果在医学贡献上至今还在造福人类,绝不只是他的灭菌法这一项成就。他的酒石酸旋光性研究推动了立体有机化学的发展。他的蚕病研究挽救了法国养蚕业。

他由微生物学延伸研究免疫学,最终解释了传染病的起因。他发现了炭疽病菌,发明了鸡霍乱疫苗和狂犬病疫苗。

有一段巴斯德本人的至理名言,充分说明他独得这些成就的缘由:"意志、工作、成功,是人生的三大要素。意志将为你打开事业的大门;工作是入室的路径;这条路径的尽头,有个成功来庆贺你努力的结果……只要有坚强的意志,努力地工作,必定有成功的那一天。"

所谓的灭菌,就是用理化方法杀死一定物质中的微生物的微生物学基本技术。灭菌的彻底程度受灭菌时间与灭菌剂强度的制约。微生物对灭菌剂的抵抗力取决于原始存在的群体密度、菌种或环境赋予菌种的抵抗力。灭菌是获得纯培养的

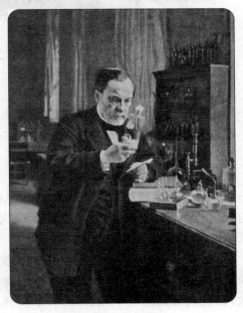

正在进行科学实验的巴斯德。

必要条件,也是食品工业和医药领域中必需的技术。

将培养基、发酵设备或其他目标物中所有微生物的营养细胞及其芽孢(或孢子)杀灭或去除,进而达到无菌的过程。灭菌常用的方法有化学试剂灭菌、射线灭菌、干热灭菌、湿热灭菌和过滤除菌等。可根据不同的需求,采用不同的方法,如培养基灭菌一般采用湿热灭菌,空气则采用过滤除菌。

小知识

拉佛朗(Charles Louis Alphonse Laveran,公元 1845 年—1922 年),法国科学家,诺贝尔生理学或医学奖获得者,主要的贡献是发现了原生动物在疾病发生中的作用。

霍乱里出生的免疫学

免疫学是研究生物体对抗原物质免疫应答性及其方法的生物医学科学。免疫应答是机体对抗原刺激的反应，也是对抗原物质进行识别和排除的一种生物学过程。

1878年，巴斯德被人请去研究一种病鸡——鸡霍乱。这种患病的鸡成日无精打采，闭着眼睛，摇晃着脑袋和翅膀，不吃食物还总拉稀，身上出血，过不了几天就死去。

巴斯德对死于这种鸡霍乱的鸡血进行研究，反复实验，分离出一种微生物，是纯的病菌菌种，形状似"8"。这种微生物在鸡汤培养基中的繁殖能力令人惊叹地强大，而且剧毒无比，一小滴都足以令一只鸡死去。

巴斯德和助手把这种微生物放进暖箱里培养，每天同一时间拿出来，把新鲜的微生物注射到正常鸡的身体里，成功诱发了霍乱，这样不断往复实验，一代接着一代地进行培养和观察。

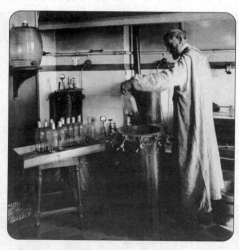

巴斯德为微生物学、免疫学、医学，尤其是为微生物学，做出了不朽贡献，"微生物学之父"的美誉当之无愧。

这个夏天巴斯德家里来信催促他回家，说家里有重要的事情，他只好把接下来的研究工作交代给两个助手，万般无奈地回家去了。两个助手认真负责地按照巴斯德的吩咐，每天接种新的培养液，给鸡注射一次，观察纪录鸡的患病实况。一天，两个助手打扫清理工作室里堆积的瓶瓶罐罐时，发现有"过期"的培养液，也没在意。

第二天，他们按照往常的惯例给鸡注射霍乱菌。奇妙的事情发生了，所有注射新鲜霍乱菌的鸡都死去了，除了那只注射了"过期"霍乱菌的鸡仍然活蹦乱跳活得好好的。他们只当那瓶过期培养液无效，没多加在意，以后的日子继续工作，给所有鸡注射新的霍乱菌,包括那只注射过"过期"霍乱菌的鸡。更神奇的事情发生了,其他鸡全部难逃死亡命运,仍只有那只鸡没有被感染,活得依然健康强壮。

等到巴斯德办完事回来,助手主动坦白一切,提出疑问,巴斯德低头沉思,忽然兴奋地跳了起来,"我明白了,那只鸡有了抵抗力,那瓶培养液还有吗?拿给我。"同样一个问题,助手亲身经历百思莫解,巴斯德一点就透,正如他自己的名言:"机遇,只会照顾有准备的头脑!"

透过反复的实验,巴斯德得出结论:鸡霍乱也能够以毒力减弱的方式存在,感染了毒力减弱的鸡霍乱的鸡,会产生轻微症状但不致死,从此有了对鸡霍乱菌的免疫力。巴斯德把这种减弱毒力的鸡霍乱菌称为"疫苗",这种叫法一直沿用至今。

由此开始,巴斯德开始研究炭疽病菌,成功后又去研究猪霍乱。巴斯德用兔子传代猪霍乱病原菌,几代以后,甚至得到了几乎不致病的疫苗,在以后的六年间,接种了十万多头猪。免疫学也是由此诞生,不断得到完善。

所谓"免疫",顾名思义即免除瘟疫。用现代的观点来讲,人体具有一种"生理防御、自身稳定与免疫监视"的功能叫"免疫"。免疫是指机体免疫系统识别自身与异己物质,并透过免疫应答排除抗原性异物,以维持机体生理平衡的功能。

免疫是人体的一种生理功能,人体依靠这种功能识别"自己"和"非己"成分,进而破坏和排斥进入人体的抗原物质,或人体本身所产生的损伤细胞和肿瘤细胞等,以维持人体的健康。

抵抗或防止微生物或寄生物的感染或其他所不希望的生物侵入的状态。免疫涉及特异性成分和非特异性成分。非特异性成分不需要事先暴露,可以立刻响应,可以有效地防止各种病原体的入侵。特异性免疫是在主体的寿命期内发展起来的,是专门针对某个病原体的免疫。

小知识

古尔斯特兰德(Allvar Gullstrand,公元 1862 年—1930 年),瑞典生理学家,因在眼科屈光学方面的杰出成就而获得诺贝尔生理学或医学奖。

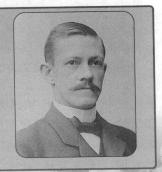

德国生理学派才是心电图机的鼻祖

心电图机能将心脏活动时心肌激动产生的生物电信号(心电信号)自动记录下来,为临床诊断和科研常用的医疗电子仪器。

我们都知道,二十世纪初,荷兰病理学家威廉·爱因托汶(Willem Einthoven)发明了弦线电流针,制成心电图机。但在六十多年前,是德国生理学家埃米尔·杜布瓦-雷蒙(Emil Heinrich du Bois-Reymond)为这一发明奠定了现代电生理学的基础。

19世纪,德国逐渐成为科学的中心,生理学蓬勃兴起繁荣,涌现一批科学家将物理学与生理学巧妙结合起来,形成著名的德国生理学派。埃米尔·杜布瓦-雷蒙就是这个学派的一员主力干将。

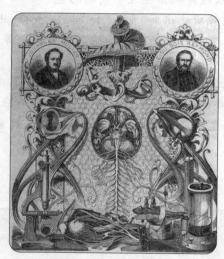

电生理学的出现,推动了现代医学的发展。

1937年,杜布瓦-雷蒙进入柏林大学成为J·缪勒(John Müller)的学生,学习神学、哲学和心理学,接着在波恩大学学习逻辑学、人类学。这个时候,意大利物理学家C·马德西做了一个关于蛙肌电和神经性能的实验,实验论文发表以后,根据缪勒的指示,杜布瓦-雷蒙对这个实验进行了追试实验,这是杜布瓦-雷蒙生理学事业的起点。透过追试实验,他指出马德西论文中的许多错误并进行修正。

1843年,杜布瓦-雷蒙完成了他的博士论文,成为一名电生理学家。1845年,他和布吕克、卡斯腾、克诺布劳赫等创立了柏林"物理学协会",开始了他的生理学探索之旅。1846年他担任柏林大学私人讲师,1848—1853年任柏林艺术学院讲师,1658年缪勒逝世以后,他便担任了独立新设的生理学讲座的教授。杜布瓦-雷蒙还曾连续两度任职柏林大学校长。

谁也无法否认,杜布瓦-雷蒙是位出色的实验家,他创制了许多研究动物的电物理工具，比如感觉测量器、倍加器、补偿电路等。他发现了肌肉的损伤电流和眼睛的静止电流。他还认为肌肉神经比带正负电荷的粒子要小，并且与磁铁的正负电荷按照同一方向排列。当然，这后来被证实是错误的，但是他的这一观点直接导致赫尔姆霍兹（Hermann von Helmholtz）去测量神经冲动的速率。

1849年，他设计出第一台测试仪器，称做周期断流器或称电流断续器。最初，这个装置只是用来测量神经系统的电位变化，但是他的学生 J·伯恩斯坦又进行改进，这个仪器可以准确获得被测量对象的电振图解波形。后来杜布瓦-雷蒙又着手研究临床诊断检查方法如心电图描记器，取得了可喜的进展。这些成果最后集结成他的学术专著《动物电研究》，为电生理学奠定了牢固的基础。

心电图机能将心脏活动时心肌激动产生的生物电信号自动记录下来并转换成电信号呈现给医生，为临床诊断和科研常用的医疗电子仪器。

心脏是人体血液循环的动力装置，它就像一个用肌肉做成的发电机。正是由于心脏自动不断地进行有节奏的收缩和舒张活动，才使得机体血液在封闭的循环系统中不停地流动，使生命得以维持。心脏在搏动前后，心肌都会发生激动。在激动过程中，会产生微弱的生物电流。这样，心脏的每一个心动周期均伴随着生物电变化。这种生物电变化可传达到身体表面的各个部位。由于身体各部分组织不同，距心脏的距离不同，心电信号在身体不同的部位所表现出的电位也不同。对正常心脏来说，这种生物电变化的方向、频率、强度是有规律的。若透过电极将体表不同部位的电信号检测出来，再用放大器加以放大，并用纪录器描记下来，就可得到心电图形。医生根据所纪录的心电图波形的形态、波幅大小以及各波之间的相对时间关系，再与正常心电图相比较，便能诊断出心脏疾病。诸如心电节律不齐、心肌梗塞、期前收缩、高血压、心脏异位搏动等。

小知识

埃米尔·杜布瓦-雷蒙（公元1818年—1896年），德国生理学家，现代电生理学的奠基人。

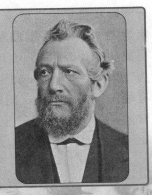

最后两只蚊子证实疟疾的病因

疟疾（malaria），是由疟原虫经蚊叮咬传播的污染病。临床上以周期性定时性发作的寒颤、高烧、出汗退热，以及贫血和脾肿大为特点。

疟疾的英文名字 malaria 其实是来自意大利文中的 male 和 aria，前者意思是坏，后者意思是空气，那么不难理解早期人们对疟疾的认识——人们相信疟疾是由于人们在炎热而沼泽众多的地方吸入了败坏的空气，也就是瘴气而引起的。而罗讷德·罗斯（Ronald Ross）强烈怀疑这一点。

罗讷德·罗斯 1857 年出生于印度乌塔朗查尔州的阿尔莫拉，他的父亲是印度的一名将军。他从小的兴趣是音乐、绘画、写诗，但是当他从寄宿学校毕业，还是听从了父亲的建议去英国学医。

罗斯对研究疟疾的兴趣起源于一件小事，他在英国遇到一位来自英国英格兰东北艾塞克斯郡的妇女，她所诉说的病症被罗斯诊断为疟疾。罗斯感到很惊奇，在印度疟疾是常见病，每年都有上百万人死于这种疾病，所以疟疾又被称为"疾病之王"，罗斯的父亲就曾患过疟疾，不过后来幸运地好了。但是这里是英国，就显得非同寻常，要知道这病症只有在热带国家才看得到。

在研究疟疾的过程中，罗斯在英国认识了一位热带病专家万巴德（PatrickManson），他们经常一起讨论医学理论，他们还讨论到一个法国医生拉韦朗（Charles Louis Alphonse Laveran），拉韦朗证实，北非疟疾患者血液中有一种寄生虫，名叫疟原虫。万巴德博士和罗斯用显微镜仔细检验从非洲来的水手的血液，证明确实是疟原虫感染了红血球。1985 年，罗斯返回印度，他天才地把蚊子和疟疾建立了联结，并据此基础上做了一系列实验。直到 1987 年，这些实验都没有取得成功。1987 年，8 月 16 日，罗斯写信告诉妻子，他找到一种新的蚊子，他称它们为"斑翼蚊"。他用一个名叫胡康·森的疟疾患者的血液来喂养雌斑翼蚊，因为只有雌斑翼蚊才吸血。胡康·森每被蚊子叮一次，就可以得到一个安那，到他离开的时候，他一共拿了十个安那。

8 月 17 日，罗斯杀了两只蚊子，未见异常。

8 月 19 日，他又杀了一只蚊子，发现"在胃里有一些特殊的发泡的细胞，直径大约为十微米"，他没有实时注意。

8月20日，他决定杀死用胡康·森血液喂养的最后一只蚊子，他一点一点小心切开蚊子组织，大吃一惊，"看见了清楚的，几乎是圆形的外形，像是普通蚊子的胃细胞，可又小得多。我再进一步看。这是一个完全一样的细胞。"所以后来，8月20日被称为蚊子日。

经过研究，这些细胞果然就是生长在蚊子身体组织里的疟疾寄生虫。1898年，罗斯在加尔各答读到美国人麦克卡伦发表的论文，受到很大启发，他让叮过身体里有疟原虫寄生虫的病鸟的蚊子去叮健康的鸟，健康的鸟果然也感染了，至此，疟疾感染的病因终于真相大白。

寄生于人体的疟原虫有四种：间日疟原虫（Plasmodium vivax）、恶性疟原虫（Plasmodium falciparum）、三日疟原虫（Plasmodium falciparum）和卵形疟原虫（Plasmodium ovale）。中国以前两种为常见，卵形疟仅发现几例。各种脊椎动物（主要是禽类、鼠和猴猿类）的疟原虫有100多种，仅灵长类的疟原虫偶可感染人。

疟原虫的发育过程分两个阶段，即在人体内进行无性增殖、开始有性增殖和在蚊体内进行有性增殖与孢子增殖。四种疟原虫的生活史基本上是相同的。疟原虫在人体内发育增殖分为两个时期，即寄生于肝细胞内的红血球外期和寄生于红血球内的红血球内期。

小知识

　　罗讷德·罗斯（公元1857年—1932年），是一位苏格兰医师。主要研究疟疾的侵入机制与治疗方法，且在西非发现传播疟疾的疟蚊。由于疟疾研究，而获得1902年诺贝尔生理学或医学奖。

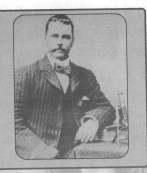

爱情橡皮手套发明者重视微创观念

мик 微创并非是一门专业,也非单一学科,更不是和传统外科相对立,而是外科的一个基本观念。微创手术具有创伤小、疼痛轻、恢复快的优越性。

我们看到铺天盖地的整形手术广告都拿微创做噱头,实际上微创这一概念早在 20 世纪初就被提出来了。"微创"不是什么新的技术或者专业,也不是一门单一的学科,它实际上是临床医学中的一个传统观念,希波克拉底就曾告诫医生"不要做得过多",他更强调医生的责任是促进病人的康复,发挥病人自身的力量。可以说,微创观念是外科医生都应该具备的一种职业素养。

美国近代外科奠基人之一的哈斯太,就极力主张轻柔外科,以减少组织损伤为目的,不片面追求手术速度。因此他常常受到助手们的抱怨:"天啊,顶多一个半小时就可以完成的手术他居然做了四个小时!"哈斯太被理事会聘为总外科医师,为人冷淡,不参与社交活动,对同事们的抱怨充耳不闻,继续慢条斯理小心翼翼做他的"超长手术",并明确提出了所谓"轻柔外科"手术操作的六项基本原则:对组织轻柔操作、正确的止血、锐性解剖分离、手术清晰干净、避免大块结扎、采用好的缝合材料。为了实现他自己的原则,他创制蚊式血管钳,首创细丝线结扎技术,强调锐性剥离,不断提升外科手术的技术水准。

哈斯太有件趣事。在密切与合拍的合作过程中,他渐渐对协助他手术的护士长汉普顿小姐起了爱慕之心,每当看到这位美丽温柔的护士长因为接触强力消毒液而起的满手湿疹,他总是分外心疼。于是哈斯太结合他因为微创观念而形成的细心和耐心,想出了一个好办法,他去订做了一双橡皮手套送给汉普顿小姐。本打算辞职离开的凯洛琳·汉普顿果然大受感动,并且最终接受了哈斯太的心意,与他步入礼堂,成为了他的妻子。后来哈斯太自己动手术也戴上了这种手套。最后这种橡皮手套成为医疗工作者普遍使用的"第二层皮肤",减少甚至避免了许多感染,大大改善了医疗卫生环境。

微创外科在医学领域的广泛应用是最近十几年的事。1987 年法国医生 Mouret 偶然完成第一例这样的手术,它标志着新的医学里程碑的诞生。此手术切口约 1 公分,不切断肌肉,腹式呼吸恢复早,美观,术后腹部运动与感觉几乎无影响,肺部并发症远低于经腹胆囊切除术。同时手术时间短,平均约 30~60 分钟,肠蠕动恢复快,早进食,基本不用止痛药。平均住院 1～3 天,有的甚至术后当晚便可回家与家人欢聚。

　　手术微创概念的形成,是在医疗技术日益发展和注重患者的观念下日益产生的,微创手术的实现不仅需要藉助各种手术设备的日益精良,更多的是医生在观念上更注重病人的心理、社会、生理、精神风貌、生活质量的改善与康复,最大程度体贴病人,减轻病人的痛苦。

　　随着科学技术的发展进步,"微创"的观念已深入到外科手术的各种领域,监控系统也不仅限于内窥镜,更多是采用介入的方式,如脊柱外科、骨科。还有其他方式,如显微外科广泛应用于手外科等。

小知识

　　卡雷尔(Alexis Carrel,公元 1873 年—1944 年),法国医生,实验生物学家。因发现一种缝合血管的方法和在组织培养上的杰出贡献而获得 1912 年诺贝尔生理学或医学奖。毕生研究体外培养活组织的方法并用之于外科手术。

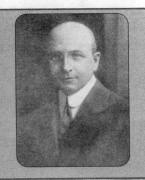

苦苦寻觅的化学疗法秘方

化学疗法就是利用能治疗疾病又不会导致病人死亡的化学物质治疗某种疾病。

人们对癌症直到现在还是闻之色变,这是对人类威胁最大最难治愈的疾病。据说,早在人类出现于地球上时癌症就已经存在。公元前希波克拉底时代,就已经有关于癌症的记载,说它是看似无法抑制的死病。由于历史悠久,病症难治,因此,自古以来对于癌症的治疗产生了许多传说和迷信,诸如用什么偏方可以根治、用什么方法可以有效预防等,不一而足。例如:饮用烧了符咒的水就可以痊愈等等。

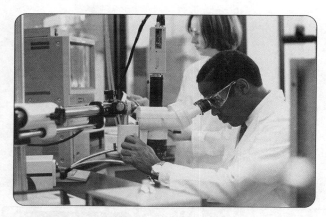

20世纪以来,医学获得极大发展。在研究层次上,向微观和宏观发展,分子医学和系统医学并进。

对于这种疾病系统而广泛研究,是从19世纪开始的。1809年以手术切除卵巢肿瘤,成为第一个外科手术治疗肿瘤的病例。其后,显微镜的发明应用,促进了病理学的进步发展,使人们得以更深入了解癌症的致病原理。至1865年,化学家尝试用砷化钾来治疗白血病病人,才开始了化学药物治疗癌症的先河。

当时,保罗·埃尔利希(Paul Ehrlich)是一所研究感染性疾病和血清研究所的所长,他听说了用砷化合物可以治疗白血病的消息后,也试图重复这些手法。可是,他发现疾病对这种药物产生了耐药性,没有了疗效。为此,他经过思索,决定要求化学家们试着合成其他不同的砷化合物来治疗。

很快地,许多新的砷化合物合成了。1905 年,德国科学家发现了引起梅毒的微生物。保罗·埃尔利希就用这些砷化合物来进行试验,对付梅毒病毒。结果,进行了一系列试验之后,他兴奋地发现,606 号化合物有效果。埃尔利希将这种化合物称为洒尔佛散(Salvarsan),并戏称它为"神奇的子弹"。因为它对梅毒有特效,1911 年,它第一次正式运用于梅毒的治疗。埃尔利希激动地称呼这种治疗方法为化学疗法。

从此以后,更多科学家投入到寻找能够杀伤肿瘤细胞、并不对人造成严重伤害的化学物质试验中。他们对几千种化学物质进行不断地测试,辛劳终于换来了回报,有效的化学物质被发现了,并不断运用到临床当中。现在,许多癌症已经能够被治愈,这是无数科学家奋斗的成果,值得后人永远尊重。

化学疗法就是利用能治疗疾病,但不会导致病人死亡的化学物质治疗某种疾病,药物不仅仅对疾病细胞产生影响,而是对身体所有细胞都有影响。这种疗法有时也称为"胞毒疗法",因为所用药物都是有害,甚至是带毒性的,体内细胞,无论是否为恶性细胞,都受到破坏。就和我们俗语中常说的"杀敌一千自伤五百"道理一样。

由于化学治疗在治疗上对机体具有太强的破坏力,要想取得良好的化疗疗效,必须有合理的治疗方案,包括用药时机、药物的选择与配伍、给药的先后次序、剂量、疗程及间隔时间等,才能做到全面、合理、有效地选择联合化疗方案。通常联合化疗方案的组成要考虑使用不同作用机制的药物,以便发挥协同作用;同时,药物不应有相似的毒性,以免毒性相加,患者不能承受;还有,单一用药必须有效。

在临床上,化疗失败也是常见的,造成失败的原因有很多:可能病人身体很多重要器官,尤其是解毒器官的功能不全,对于接受这样以毒攻毒的治疗在身体上很难承受,进而导致化疗的失败;还有就是所要治疗的病患情况太过严重,超出了化疗所等治疗的范围导致化疗无效。同时由于人类对于化疗还处于研究探索阶段,对化疗药物认识不足,选择的药物对病症治疗和对正常组织细胞的损伤差别不大,这样实时能够杀死病患组织,正常细胞的损伤也会导致机体的死亡。

由于化疗在杀死癌细胞的同时,也会杀死人体正常细胞,所以给患者带来很多副作用,多次化疗的患者头发脱落、身体消瘦、肠胃功能紊乱、恶心、呕吐、低烧不退,进而与癌细胞一样,破坏了人体的免疫功能和脏腑功能,致使患者免疫力破坏,有些患者甚至没有死于癌症，而是死于化疗。因此，科学家们一直在寻找既能杀伤肿瘤细胞又不对人体造成严重伤害的化学物质。同时随着现代医学的发展，不少科学家对于化疗提出了新的疑义，有些国家开始放弃化疗，从免疫学、基因学入手，进行新一轮攻克癌症的研究。

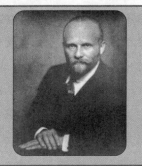

小知识

　　罗伯特・巴拉尼（Róbert Bárány，公元 1876 年—1936 年），是一位奥地利出生的匈牙利裔犹太人，也是一位生理学家。在 1914 年因为对于内耳前庭的生理学与病理学研究，而获得诺贝尔生理学或医学奖。

不是子宫作怪，而是精神病

精神病学是现代医学科学的一个重要组成分支，它主要研究精神障碍的病因、发病机理、病象和临床规律以及预防、诊断、治疗和康复等有关问题。

常听人满口调侃："发什么癔症呢？"癔症，也是通常人们说的"歇斯底里"。这种病的发病年龄在 16 岁到 30 岁之间，而且女性远远多于男性，因此早期，这被认为是女性特有的一种病，所以医学史上一直认为，它和女性的子宫有关，被认为是子宫在女性体内到处流窜作祟的结果，所以这种病症被描述为"妇女感觉有球状物从腹腔升至喉头"。

1895 年的一天，神经病理学大师夏格特（Charcort）在法国巴黎的精神病院收容所里，对着一群年轻的神经学家回顾一位女病人的病史。夏格特详细叙述了他和这个女病人的对话，所有人都聚精会神地听着，只有一个来自维也纳的学生产生了深深的疑问——难道只有女人才会歇斯底里，男人就能绝对避免吗？随着夏格特讲述的深入，他福至心灵，要找出病人歇斯底里的根源，必须详细地去了解和分析病人的过去，这才是问题的症结所在，绝不可能是神经系统或子宫出了毛病。兴趣所致，他理所当然地放弃了原来的神经病理学研究，来年出版了《歇斯底里病症的分析研究》，他说男人也会歇斯底里，引起医学界一片哗然，人们惊奇地指责他，然而，之后大家又都认同了他。这个语不惊人死不休的人，就是 20 世纪精神医学的巨擘弗洛伊德。

自从对歇斯底里症的研究之后，弗洛伊德全心投入到心理分析和治疗之中。1900 年，他出版了毕生最富有创造性和最具划时代意义的一本著作《梦的解析》，提出了潜意识概念，认为人无意识的思维过程极为重要，于是他创造了用精神分析来治疗精神病的理论。弗洛伊德提出，当人的性爱本能受到抑制，就容易发生精神病或神经病。

尽管弗洛伊德的许多理论还在心理学界争议不休，但无疑他是人类心理学史上一位伟大的人物。他不是心理学的创始人，有些理论也不是弗洛伊德首先提出，但是他为这些理论的普及和深入研究做出了巨大贡献，可以说，是弗洛伊德打开了人的心灵之窗。

现代精神病学有多种研究方法,可以透过人格测查、情绪评定量表等,调查和研究心身疾病,并推广实施心理卫生咨询和治疗,越来越受到广大患者需求。需要指出的是,精神病学的病因理论研讨已扩展到心理学、遗传学、生理心理学、神经精神内分泌学、精神药理学、神经生理生化学等许多基础领域。针对这些问题的研究,势必会促进相关医学的发展,反过来更有利于精神病学的进步。

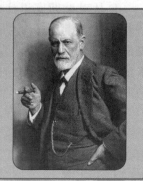

小知识

　　弗洛伊德(Sigmund Freud,公元 1856 年—1939 年),奥地利精神病医生,精神分析学派的创始人。他深信神经症可以透过心理治疗而奏效,曾用催眠治病,后创始用精神分析疗法。著有《梦的释义》《日常生活的心理病理学》《精神分析引论》《精神分析引论新编》等。

兰德施泰纳揭开人类血型奥秘

通常,人的血型分为 A、B、O、AB 四种,血型的基因在不同的染色体上,因此,血型具有独立遗传的性质。

人们至今仍然相信血型和人的性格、命运有某种奇妙的关联,尽管现代医学早就搞清楚血型是怎么一回事,然而在上个世纪,这个认知的过程充满波折,它一开始就充满了神秘的色彩。

1667 年冬天,巴黎附近小村庄,远近闻名的病人莫里疯病发作,殴打他的妻子,然后赤身裸体冲出家门,沿途放火烧房子,最终流浪到了巴黎街头,一个好心的贵族救下他,把他带到宫廷御医丹尼斯的住处去接受治疗。当时丹尼斯正在研究一种特殊的治疗人的精神疾病的方法,那就是把动物的血液输入人体去中和人的精神异常。莫里不幸地成为丹尼斯的试验品。那是 1667 年 12 月 19 日晚 6 点,莫里被强行输入了 80ml"温柔的小牛"的血液。这是非常凶险的事情,幸运的是,在初级濒死的反应过去之后,莫里奇迹地活了过来。这个案例令医学家们非常兴奋,输血疗法一时成为风行,然而因为输血而死人的例子比比皆是,最终教会禁止了这种做法。

这种用对了可以救命的输血法一封存就是三个多世纪。1900 年,维也纳年轻的病理学家兰德施泰纳发现,当不同血液混合起来,有时会发生凝固现象,有时则不会。为此他设计了一套精巧的实验,最后可以总结出三种情况,A 组的血浆可以引起 B 组的红血球凝聚,反之依然,而他本人的红血球遇到 A、B 两组的血浆都不凝聚,但是 A、B 两组的红血球都能将他的血浆凝聚,后来他把这第三组类型称为 O。之后他又主持了一个更大规模的实验,发现了 AB 型血。至此,人类对血型的认识终于告一段落。1930 年,兰德施泰纳凭此获得诺贝尔医学奖,当之无愧地捧回他应得的荣誉。为了纪念他,人们就把他的生日——6 月 14 日定为"世界献血日"。

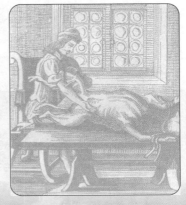

从动物直接输血给人,出自 **1630 年的意大利医学文献。**

75

控制血型的基因是由位于人体染色体上的基因决定，因此，血型具有独立遗传的性质。血型分型标准有很多，但目前通用有两种，一是 ABO 分型，另一种是 RH 分型。ABO 分型将人的血型分为 A、B、O、AB 四个血型，RH 分型将血型分为 RH 阳性和 RH 阴性。汉族人基本上都是 RH 阳性，RH 阴性的比例只占不到 0.5％。

现在我们在日常输血时，血型检验都是首要的步骤，透过血型配比后才能进行输血。原则是：血液只能同型输注，即 A 型只能输 A 型血，B 型只能输 B 型血，但在特殊情况下 O 型血可以给任意血型输血，AB 型患者可以接受任意血型输血。但对于 Rh（一）型血则现象比较特殊，它只能严格接受 Rh（一）型血。假如您是 Rh（一）血型，生病或手术需要输血时，您一定要将您 Rh 血型的情况告知医生，以便医生及早为您准备所需要的 Rh（一）血源。如果您是未婚女性，妊娠期务必到血型室进行新生儿溶血病的预测检查，以防止今后新生儿溶血病的发生。

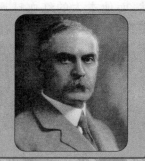

第四章
近现代医学：
开启人类医学新纪元

医生的天职驱使他发明人工肾脏

肾脏是人体的重要器官,它的基本功能是生成尿液,藉以清除体内代谢产物及某些废物、毒物,同时经重吸收功能保留水分及其他有用物质,以调节水、电解质平衡及维护酸碱平衡。

提起尿毒症人们总会戴上恐惧的神色,因为至今这仍然是一个令人遗憾的病症,我们知道有两种治疗方法,肾移植和血液透析。但是要得到合适的肾脏谈何容易,而后者也因为治疗效果不理想而花费过于昂贵,令人望而却步。难道就真的只能眼睁睁看着生命凋零而束手无策?

如果肾衰竭迅速恶化造成肾脏难以恢复的损害,肾小管和集合管就会失去生物活性,难以进行重吸收、排泌、维持酸碱平衡的功能,最后恶化成尿毒症。早在20世纪初,医学工作者们就提出构想,人工制造一个可以代替肾脏功能的东西,这是人工肾脏的萌芽。1911年,美国年轻医生爱贝尔(Abel)在工作中常常看到尿毒症患者被折磨得奄奄一息,最终死去,年长的同事过来安慰难过的爱贝尔,这是司空见惯的事情,他们已经尽力了。但爱贝尔始终耿耿于怀,下定决心要研究人工肾脏拯救这些可怜的病人。

爱贝尔起初最主要的工作是寻找合适的滤过膜,我们都知道肾脏的一个重要作用就是过滤新陈代谢的废弃物,而肾脏里起关键作用的"筛子"就是那一层奇妙的滤过膜。经过许多次实验,爱贝尔把他能想到的各种薄膜都试过,始终没有合适的。正当他为此一筹莫展之际,他的同行为他推荐了由火棉胶制成的薄膜,正符合要求,爱贝尔高兴极了。

经过不懈努力,1913年,爱贝尔发明了最原始的人工肾脏。1923年,德国医学家哈斯对爱贝尔的人工肾脏做了改进:在血液中加入一定比例不会使血液凝结的肝素;采用电池做为电源电动泵对过滤的血液进行加速。哈斯把这种改良的人工肾脏应用到生命垂危的病人身上,从死亡线上挽救回不少病人。

20年后,来自荷兰的医学家考尔夫又对哈斯的人工肾脏接着改进,他采用性能更好的赛璐玢醋酸纤维薄膜作为过滤膜,即我们所说的透析膜,还加大其面积,又在新的人工肾脏上安装了一个血泵。这样,人工肾脏算是真正走上临床。

2008年2月13日,美国马里兰大学的詹姆斯·图姆林和密执安大学的戴维·休姆斯等人在《美国肾病学会杂志》上发表论文"肾小管细胞治疗急性肾衰竭的效果和安全性",论文里称:他们采用了全新的肾小管辅助装置(RAD),可以挽救50%的急性肾衰竭患者,而且,这种全新的人工肾脏可以在3天内让肾脏回复正常功能。在临床试验中,接受常规透析治疗的,死亡率是61%,而接受人工肾脏治疗的死亡率只有46%。这个真正意义上的人工肾脏与以往的透析器相比,它的内侧表面依附了单层的人体肾脏的肾小管上皮细胞,这些肾小管细胞是从捐赠的供体肾器官培上养生长起来的,所以,这是生物人工肾脏。

随着科学的日益发展,说不定以后真的可以做出与人体肾脏相差无几的肾脏,救治更多的肾衰竭及尿毒症病患。

肾脏是泌尿系统中最主要的器官,也是人体的重要脏器,位于腹后壁脊柱的两旁,左右各一个,外形像蚕豆。

肾脏的主要功能是:

① 分泌尿液,排出代谢废物、毒物和药物:正常人每天排出1,500毫升左右的尿液,因为肾血流量占全身血流量的五分之一,每小时两个肾脏会把全部血浆滤过2次,一昼夜可滤过50次。因此,肾脏排出废物包括药物和有毒物质,保留水分、葡萄糖、氨基酸、维生素和少量蛋白质等营养物质,不断使血液清洁,保证人体内环境稳定,保障生命活动正常进行。

② 调节体液:主要是水和渗透压,水和钠或其他盐类及溶液的再吸收通常是一起进行的,肾小管不同部位的吸收功能不同,但综合而言,它们能够将人体内的水和渗透压做有效的调节。影响水及渗透压平衡的因素很多,诸如出汗、腹泻、饮水不足和出血等。

③ 调节电解质的浓度:肾小球过滤的液体中含有多种电解质,当进入肾小管后,钠、钾、钙、镁、碳酸氢、氯及磷酸盐等大部分都被重吸收,按人体的需要,及透过一系列的内分泌因素,选择性地将这些电解质吸收,进而调节电解质的浓度。

④ 调节酸碱的平衡:正常人体组织细胞必须在适宜的酸碱环境中,才能进行正常的生命活动。人体血浆的酸碱度取决于氢离子浓度,用pH来表示,正常人动脉血pH为7.35~7.45,平均7.4。在日常生命活动中,机体细胞随着代谢不断生产酸性或碱性物质,而机体pH始终处于相对稳定状态。这主要依靠体内各种缓冲系统如肺和肾的调节来实现,而最重要的缓冲是由肾脏调节的;肾还透过直接分泌氢离子、排出尿素等来维持体内酸碱平衡与稳定。如果肾脏的这种功能被毁坏,会造成身体的酸碱失衡,严重的甚至危及生命。

⑤ 肾脏的内分泌功能:肾脏分泌的肾素、前列腺素能调节血管的收缩或舒张状态及血容量的多少,进而调节血压;肾脏还会制造促红血球生成素,以刺激骨髓

中红血球的生长，维持正常的红血球形成，防止贫血；肾脏还分泌 1.25 维生素D3，这是调节钙磷代谢的重要维生素，与骨骼组织的正常化关系密切；另食物中的维生素D要经过肝脏和肾脏的化学作用，才会变为有活动性的物质，肾脏则是产生此种维生素的唯一器官。所以肾功能不全的人，会有维生素 D 缺乏的症状，就是因肾脏不能制造这些物质的缘故。

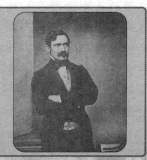

危害极大的"西班牙女士"

传染病学是一门临床医学,它是研究传染病在人体内发生、发展与转归的原因、规律及其诊断和防治措施,达到控制传染病的发生、发展和流行的科学。

1918 年,以同盟国的战败投降而告终的第一次世界大战让 1 000 多万人丧生。然而,人们还未从这一噩梦中清醒过来,另一场更为惨烈的灾难却又悄无声息地降临。这是一场连一战的死亡幽灵也相形见绌的恐怖灾难,这就是被世界卫生组织纪录的欧洲大陆上第一次大规模流感——世人称其为"西班牙流感"。

"西班牙流感",别称"西班牙女士"(Spanish Lady),但它似乎并非起源于西班牙,对人类也绝对不似它的别称那样温柔。

"流感"最早现身的地方是美国堪萨斯州的芬斯顿(Funston)军营。1918 年 3 月 11 日,军营里的一位士兵在午餐前感到发烧、喉咙痛和头疼,就去了部队的医院看病,医生觉得他只是患了普通感冒,于是简单地治疗后便打发了他。可接下来,出人意料的状况发生了:到了中午,先后 100 多名士兵都出现了类似症状。不过几天时间,已有 500 名以上的"感冒"病人出现在这个军营中。"感冒"这一症状在随后的数月内蔓延到全国各地。尽管它几乎传遍了整个美国的军营,但军方却没有多少人是在一战尚未结束前就注意到它已爆发了。

同年 4 月,美远征军乘船来到欧洲前线,将此病带入了法国、英国、意大利、西班牙等国家的军队,并进一步扩散到各国本土。"流感"似乎对西班牙"情有独钟",有约 800 万西班牙人的生命在受它蹂躏期间被掠夺殆

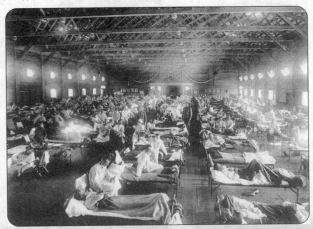

上世纪人们闻之色变的西班牙流感,给人类带来了难以估计的损失。

81

尽，连国王阿方索三世也未能幸免，"西班牙流感"便由此而得名。9月，流感继续蔓延在世界各国，"白天满街出殡，夜晚救护车疾驰"成为各国城市当时的真实写照。第二波流感在10月袭来之时，美国费城街头散布了无数无人认领的尸体，政府只好组织马车在街上穿行，呼唤着生存下来的人走出家门，将亲人的遗体带走。

这次的流感既恐怖又极具神秘色彩，与以往总是容易杀死年老体衰的人和儿童的流感不同的是，20岁到40岁的青壮年人也成为了它捕捉的对象。然而荒谬的是，1919年的春天"西班牙流感"却突然在地球上销声匿迹，一如它来临之时。人类历史上最恐怖的一次流感至此终于宣告结束，但它却给人类带来了难以估计的损失。根据不完全统计，大约有2 000万到4 000万人在这次灾难中逝去。相较之下，第一次世界大战造成的死亡人数只有它的1/2到1/4。据估计，美国人的平均寿命在这场流感之后约下降了10年。

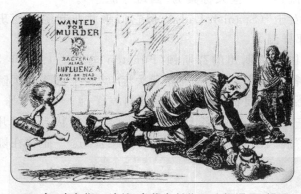
1923年，查尔斯·达纳-吉普森创作了这幅漫画，提醒人们注意防范流感。

传染病学是一门临床医学，它是研究传染病在人体内是如何产生、发展和消除，并且以研究疾病的临床表现、如何诊断和治疗做为重点的科学，它是内科学的一部分。因为它具有明确的病原，并有传染性、流行性和病后的免疫性等特点。因此与流行病学、神经病学、微生物学、免疫学、寄生虫学和生物化学等临床和基础医学有着密切的关联。

传染病都是由各种病原体引起的，并能在人与人、动物与动物或人与动物之间相互传播。在这些病原体中大部分是微生物，小部分为寄生虫引起的。在这些传染病中，有曾在全球肆虐一时的霍乱、鼠疫、天花等烈性微生物传染病；也有如伤寒、痢疾、疟疾、血吸虫等至今仍广泛存在的寄生虫型传染病。当一个传染性疾病影响到一个广大的地理区域，就称为大流行，中文惯称"瘟疫"。疾病除可造成死亡、摧毁城市、政治、国家、瓦解文明，甚至可能歼灭整个族群和物种。2002年在世界卫生组织搜集的全球主要致死传染病名单中，前三名分别是艾滋病、结核和疟疾，每年造成至少10万人死亡。由此可见传染病对于人类健康的严重威胁。

传染病的流行必须具备三个基本环节，就是传染源、传播途径和人群易感性。三个环节必须同时存在，方能构成传染病流行，缺少其中的任何一个环节，整个传染过程都不会发生，也不可能形成流行。所以在传染病预防中，我们都会致力于彻底切断这三个基本环节中的任意一环，即可达到防止传染病的发生和流行的目的。

小知识

希尔（Archibald Vivian Hill，公元 1886 年—1977 年），英国科学家。研究了肌肉产热以及肌肉中耗氧量和乳酸产生之间的关系，获得了 1922 年诺贝尔生理学或医学奖。

结核病患者的伟大发明

结核菌素分为旧结素和纯结素两种。旧结素（old tuberculin，简称OT）是从生长过结核菌的液体培养基中提炼出来的结核菌代谢产物，主要含有结核蛋白。纯结素，是结素的纯蛋白衍化物（purifiedprotein derivative，PPD），不产生非特异性反应，已经取代OT用于临床诊断，硬结平均直径≥5 mm为阳性反应。

德国医学家贝林（Emil Adolf von Behring）在刚满50岁时，由于常年努力研究而累积过度的劳累，导致他不幸染上了肺结核病。这种疾病在当时就跟今天的癌症一样，被视为是一种无药可医的绝症。

贝林的亲朋好友得知此消息都十分惋惜，纷纷前来安慰他。没想到他非但不难过，反而说："没什么，生命有限，但是科学之路没有止境。我已经做好了准备，从今以后，我就转向研究结核病。"

亲友们听后，都不禁为他无畏和奉献的精神而感动，对他新决定的事业十分支持。

贝林从此全心投入攻克结核病的难关之中，对于已经是疾病缠身的他来说，日以继夜的实验、思索、纪录是异常艰难的事。但他并不愿因此而停止工作，甚至拒绝卧床休息。在贝林的不懈努力下，研究终于取得突破性进展，他发明的牛结核菌苗因在对人体接种时效果良好而得到世界各国的采用。早在1882年，贝林的老师，德国的细菌学家科赫（Robert Koch），曾采用动物胶板培养基和色素染色法等新技术发现了害人的结核杆菌，并试图利用从它的培养液中提取出结核菌素来医治肺结核。但这种菌素仅可以用来检查人体染上了结核病与否，对于病患者的治疗却基本上毫无效果，而贝林的发明则成功地突破了治愈结核病的第一道关口。

贝林对于结核病的研究在1917年走上了关键时刻，然而，他体内的结核杆菌却在他即将再次有所突破时发动了攻击，贝林的身体受到它们疯狂的侵蚀。同年3月31日，这一伟大的灵魂未能抵得住结核病的吞噬而消逝，这位伟大学者的逝去令全世界都感到无比的悲痛和惋惜。

后来的科学家在这位伟大奠基人的基础上，经过艰苦不懈的努力与研究，终于掌握了结核病的预防方法及治疗药物。至此,结核病这等同于绝症的名词才逐渐被人们所征服。

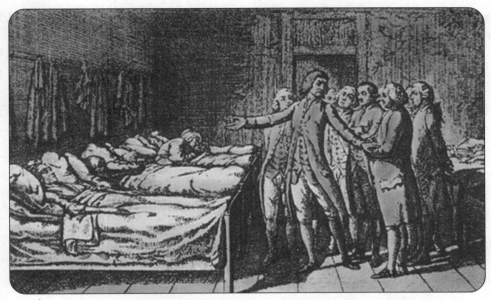

在 18 世纪,医生还无法认清传染性病毒的危害,因此难以有效解决传染病的爆发。

　　结核病是由结核杆菌感染引起的慢性传染病。结核杆菌可以侵蚀全身各种器官,比如肺、骨骼等。其中,结核菌主要侵犯肺脏,所以,结核病又称为肺结核病。在民间,结核病更是被人们称为"痨病"、"白色瘟疫"等。在过去的电影和小说中,我们时常能看到作者为了烘托主人公的悲惨命运,让他和她在生活和精神的双重困境中,还要忍受病痛的折磨,一张白色的手绢和一片鲜红的血渍成为塑造这类人物的典型场景。

　　肺结核病传染性强,危害性大,一度是人类历史上最严重的疾病之一。在过去医学不发达的年代曾经夺取过上亿人的生命。在医学中,衡量和判断人体是否感染结核,必须进行结核菌素检验。

　　需要注意的一点是,即便试验者结素试验反应阳性,也不一定表示他患病,很多时候,他可能只是感染了结核菌,也就是我们所说的病菌带原者。现代医学病理上解释为,结核菌侵入人体后,可长期寄生而不发病,当机体抵抗力薄弱时,或受感染病菌量多,或菌的毒力较强时则可发病。而带原者就是那些已经感染病毒但还未发作的患者。

当你怀疑有肺结核就诊时，首先要进行胸部透视，医生若发现你的肺内有异常阴影，就会给你做痰液检查。查痰，就是用显微镜查找结核杆菌，痰内一旦发现结核菌，肺结核的诊断便可确定，查痰是诊断肺结核，发现传染源最准确的方法。另外，病人在治疗过程中医生也会要求你定期查痰，用以考核和评价治疗效果。痰菌阳性病人疗程结束后，连续三次查痰阴性为肺结核治愈。

小知识

玛丽亚·斯克洛多夫斯卡·居里(公元1867年—1934年)，常被称为玛丽·居里(Marie Curie)或居里夫人，波兰裔法国籍女物理学家、放射化学家。与丈夫一起发现放射元素镭，被用作辐射疗法治疗癌症。

狗胰岛素的奇妙作用

胰岛素是一种蛋白质激素,由胰脏内的胰岛 β 细胞分泌。胰岛是胰脏中的内分泌组织,由大小不等的细胞聚合成群,岛状分布于分泌胰液的腺泡组织之间,因而得名。

1920 年 10 月,带着第一次世界大战留给他的伤痛与疲惫,年轻的外科医生弗雷德里克·班廷(Frederick Banting)回到了自己的家乡加拿大。可是,无论是住院医生还是在小镇上挂牌行医,班廷能得到的仅仅是 4 美元的周薪。微薄的收入,使得他不得不另求生计。辗转之下,他来到了安大略学院,暂时获得了一份实验教员的工作。

在历史的洪流下,个人的梦想总是显得如此的渺小。怀揣着成为名医的梦想,却成为了一名战地医生。但是,回到校园投入医学之中,似乎再次点燃了班廷的热情。他把这份热情带给了他的学生,细密的准备、充满活力的课堂氛围,使他获得了学生们发自内心的爱戴。尽管如此,在某个夜晚,他依然失眠了。

在关于糖尿病医疗理论并不完善的年代,每当需要向学生讲解糖代谢过程和胰脏的关系,班廷总是难以做出完整的表述。在有针对性的治疗方法问世以前,糖尿病患者平均存活年限仅能达到 4~9 年,糖尿病成为死刑判决书的代名词。除了在病魔面前束手待毙,人们毫无办法。作为一名医生,对疾病无处下手;作为一名医学教师,对病理的讲解遮遮掩掩,这令班廷感到了深深的忧虑。这天,一篇记载了糖尿病与胰脏的作用存在着关系的医学文献引起了他的兴趣。直至深夜,在他的脑海中仍盘旋着这个问题。突然,一个大胆的假设浮现在他眼前:"结扎狗胰管,6~8 周待其退化,将剩余部分取出进行提取。"具体起来,就是将健康的胰岛细胞注入糖尿病患者的体内,进而延长他们的寿命。第一步,就是在得了糖尿病的狗身上进行试验。

被自己的想法所振奋,班廷立刻着手进行。在他的不懈努力下,一位糖代谢权威人士——多伦多大学生理系麦克劳德(John James Richard Macleod)教授向他伸出了援手。在麦克劳德教授的首肯之下,班廷获得了一间医学实验室的两个月使用权，一名叫贝斯特(Charles Best)的助手以及 10 条实验用犬。

在阅读了大量的相关理论著作后，一整套实验的蓝图已在班廷的脑海中成型。透过手术，他和贝斯特先将 10 条狗全部变成糖尿病患者。接着再切除它们的胰脏并且结扎胰岛管，最后再向其注入胰岛素提取液。可惜事与愿违，一开始就有 7 条狗在切除和结扎的过程中死去。只剩三次机会，是该继续还是另辟蹊径？班廷没有放弃，他和贝斯特互相支持着，把实验坚持了下去。在 10 条实验犬上，他们一共注射了 75 次以上的胰岛素提取液。终于一条狗的血糖含量降到了正常水平，这令他们欣喜若狂。透过反复试验，他们确定了自己的假设：胰岛素提取物可以有效地延长糖尿病狗的生命，并将此新发现命名为"岛素"。

还没到庆祝的时候，新的问题接踵而至：按照他们的提取方法，一条糖尿病狗所需的"岛素"需要五条健康狗的生命。如此低下的效率，即使成功了也很难实际应用起来。有没有其他"岛素"的来源呢？另一个大胆的假设将他们引到了屠宰场。

不需牺牲无辜的生命，班廷和贝斯特从屠宰场带回了 9 头牛的胰脏。他们将所有提取出的"岛素"注射到一条因糖尿病已奄奄一息的小狗身上。神奇的一幕发生了，随着血糖的下降，小狗竟然从昏迷中醒来，一切反应都恢复了正常！作为石阶上第一只靠着胰岛素从糖尿病昏迷中苏醒的"病人"，这只小狗打开了胰岛素治疗糖尿病的新大门。

凭借着胰岛素的发现与运用这一划时代的贡献，班廷和麦克劳德分享了 1923 年诺贝尔生理学及医学奖。

胰岛素控制血糖平衡的机理在于，它一方面能促进血液中的葡萄糖进入肝、肌肉和脂肪等组织细胞，并在细胞内合成糖原或转变成其他营养物质储存起来；另一方面又能促进葡萄糖氧化分解释放能量，供机体利用。由于胰岛素既能增加血糖的去向，又能减少血糖的来源，因此其最明显的效应是降低血糖。

当胰岛 β 细胞破坏或功能减退时，胰岛素分泌不足或缺乏，使糖进入组织细胞和在细胞内的氧化利用发生障碍，进而引起高血糖；血糖水平过高，超过了肾吸收葡萄糖的能力，部分血糖就会随尿排出，这就形成了糖尿病。同时胰岛素的缺乏还造成脂肪代谢紊乱，脂肪储存减少，血脂升高，长期累积后会引起动脉硬化，进而导致心脑血管的严重病变。相反，如果胰岛素分泌过多，也会引发机体的多种疾病，过多的胰岛素会使机体内的血糖浓度过低，机体无法为脑组织提供足够的营养，会使脑部受到影响，进而引发机体出现惊厥、昏迷，甚至引起休克。

在医学上为了治疗这种胰脏分泌功能破坏产生的机体病症，科学家们发明了胰岛素注射治疗的方法。早期，这些胰岛素的来源都是从牛、羊、猪等动物身上提取而来，其中又以猪胰岛素的分子结构与人最为相近而拥有最好的治疗效果。随着科技的发展，现在人类已经可以经由基因工程生产纯度更高、副作用更少的人工胰岛素，而这些人工基因药品也正在逐渐替代动物胰岛素，在治疗糖尿病中发挥越来越大的作用。

小知识

班廷（公元 1891 年—1941 年），加拿大生理学家。1923 年班廷和麦克劳德获得诺贝尔生理学或医学奖，这是加拿大人首次获得诺贝尔奖。

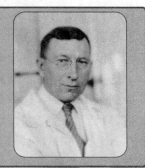

不惧阻力推翻著名科学家
沙眼病原体的发现

对于早期沙眼诊断,尚有一定困难,需要特殊仪器和技术。比如放大镜检查,可以发现结膜有滤泡或乳嘴增殖肥厚,角膜上皮细胞发炎并可见到新生血管。结膜刮片在结膜上皮细胞中可找到包涵体,或培养分离出沙眼衣原体。

沙眼在世界各个国家和地区广泛流行已有三四千年历史,中国更有"十眼九沙"的说法。到了19世纪末20世纪初,微生物学的发展进入黄金时代,大部分致病菌一个接着一个被发现。沙眼病菌引起世界各国生物学家的高度关注,大家都在对它进行研究。

1927年,微生物学的创始人之一R·科赫曾从沙眼病灶中分离出一种魏氏杆菌,他认为这就是沙眼的致病菌,提出了沙眼的"细菌病原说",但是很快被科学界否定了。

1907年,L. 哈伯斯忒特(L. Halberstaedter)和S. 普罗瓦采克(S. Porwazek)在沙眼病灶中发现包涵体,他们认为可能是病毒,但未定论。

20世纪20年代中,C. 尼古拉(C. Nicolle)证明沙眼材料用砂棒滤掉细菌仍有感染性,首先提出了沙眼的"病毒病原说",这个也一直未被证实。

1928年,日本科学家野口英世从北美印第安人的沙眼材料里,分离出叫做颗粒杆菌的病原菌,重新提起"细菌病原说",但是不被世人肯定。

1930年,汤飞凡和同伴开始重复野口的实验,但是并没有得到野口那样的结果,一切正常。1933年,汤飞凡把美国保存的"颗粒杆菌"种进包括自己在内的12名志愿者的眼中,证明它不致病,彻底推翻了"细菌病原说","病毒病原说"的呼声又起。但是在很长一段时间里,也没有可以证实的实例。

汤飞凡一直在不断地实验,不断地在得不到想要的结果中坚持,这一坚持,就坚持到了1955年,这一年的夏天异常舒爽,因为就是在这一年夏天,汤飞凡改变了思路,只做了8次实验就分离出了一株病毒,这是世界上第一株沙眼病毒,汤飞凡将它命名为TE8,但是后来许多国家的实验室叫它"汤氏病毒"。

身边的人劝汤飞凡赶紧发表论文公布实验结果,千万不能让别人捷足先登,而汤飞凡淡定自若,保持他一贯严谨的作风,证明了 TE8 能在鸡胚中继续传代,用它感染猴子能造成典型的沙眼并能找到包涵体,能把它从猴子眼里再分离出来,得到"纯培养",完全符合科赫定律。

只要找出病原体,就可以进行更深入细密的研究,进而很快证实沙眼的病原体是一种介于细菌和病毒之间的一组微生物。自此,微生物的分类也发生了大变革,增加衣原体目。

故事中曾多次提到发现沙眼病原体的方法,这也为医学界提出了眼科学中如何进行病原检验的问题。病原微生物的快速诊断方法对眼部感染的处理极为重要,多数眼部感染可用一些常规技术立即诊断。

随着现代医学技术的进步,我们已经可以藉助很多先进的方法包括免疫组织化学、荧光显微镜、酶免疫分析、放射免疫测定和分子生物技术等。这些新方法高度敏感,在快速诊断上有很大应用潜力,使医生对眼部疾病的诊断更为准确快捷。

沙眼病原体进入眼睛以后,喜欢在眼结膜及角膜上生长繁殖。在这一过程中会导致眼睛部分产生结膜炎而使结膜充血、眼角常有分泌物,角膜细胞由于受到侵蚀而会怕光、流泪;偶尔眼睑会有水肿的现象。

用特殊仪器或放大镜检查,可以发现眼结膜有针状黄白色颗粒出现或有灰黄色半透明胶状扁球形隆起,大小不等,排列不整齐,易被压破,挤出胶样内容;角膜上皮细胞发炎并可见到新生血管,使得眼睛红肿充血。如果不立即治疗沙眼进一步恶化还会引起诸多并发症,如:眼睑内翻、睫毛乱生、睫毛倒插、角膜混浊、睑球结膜黏连、泪囊炎、干眼症等等,严重会导致视力减退甚或失明。早期沙眼的诊断并不容易。需要藉助特殊仪器及多年临床经验才能正确地诊断。

小知识

汤飞凡(公元 1897 年—1958 年),中国医学微生物学家,被誉为"衣原体之父"。20 世纪 50 年代和张晓楼等人成功地分离出沙眼病毒(沙眼衣原体),被称为世界上第一个分离出沙眼病毒的人,也是最有希望获得诺贝尔奖的中国人。

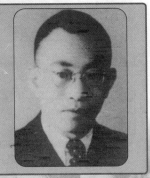

挽救亲生女儿的磺胺药

磺胺药是人工合成的一类抗生素,具有抗菌谱广、可以口服、吸收较迅速、还有些能透过脑血管障壁渗入脑脊液、较为稳定、不易变质等优点。

20世纪30年代,高倍数显微镜的发明应用,让人眼根本无法辨别的致病"元凶"——细菌得以原形毕露。同时期,西医对于炎症,尤其是对流行性脑膜炎、肺炎、败血症等,都因无特效药而感到非常棘手。因此,当时不少医学家和化学家开始着手寻找抗菌药物的艰难历程。

1932年,德国科学家米奇合成了红色染料——百浪多息(Prontosil)。因其中包含一些具有消毒作用的成分,所以曾被零星用于治疗丹毒等疾患。然而在实验中,它在试管内却无明显的杀菌作用,因此没有引起医学界的重视。一位德国生物化学家杜马克却对此物质产生了极大兴趣。在实验室里,他用一群身上注射了溶血性链球菌的小白鼠做实验,然后将其分为两组:一组注射百浪多息,一组什么也不注射。很快地,没有注射百浪多息的小白鼠全部死去;而另一组注射百浪多息的小白鼠有的幸免于难,有的过了很长时间才死去。实验证明,百浪多息确实有杀菌作用,这个发现公布于世后,立即轰动了欧洲医学界。

虽然如此,杜马克心里却很清楚,要想让百浪多息真正应用到临床上,还有很多工作要做。因为百浪多息中究竟是何物质有杀菌作用,必须透过提炼才能确知。杜马克又紧张投入到这一工作中,他从中提炼出一种白色粉末,这就是磺胺。他开

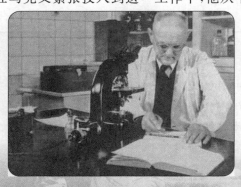

工作中的杜马克。

始在动物身上进行实验,结果,一只注射了溶血性链球菌的狗即将死去时,在磺胺的作用下恢复了健康。后来,他还在多种动物身上做实验,结果都达到了预期效果。由此,杜马克确定磺胺具有杀菌作用。

不过,药物必须在临床上试用才最具有说服力,这一点,杜马克比谁都清楚。为此,他积极寻找合适人选,没想到机会

在他家里出现了。

一天，杜马克的女儿艾莉萨发高烧，原来她白天不小心割破了手指。杜马克一看就明白了，一定是可恶的链球菌从伤口进入了女儿的体内，并在血液里繁殖，引发了高烧。他立刻请来当地最好的医生为女儿治病。可是一连串的服药、打针后，艾莉萨的病情都没有得到控制，而又逐渐恶化。她不停地发抖，精神萎靡不振，整个人昏昏沉沉。医生做了进一步检查后，无可奈何地对杜马克说："先生，细菌已经侵入艾莉萨的血液里，形成了溶血性链球菌败血症，我看没什么希望了！"

杜马克看着女儿苍白的脸，心情格外沉痛。他马上意识到悲伤无用，应该想办法救治女儿，他想到了刚刚研制出的磺胺，也想到了试用药物的代价。但是，这时候已经别无选择，于是他亲自为女儿注射了磺胺药。

第二天，奇迹出现了，一直守在女儿床边的杜马克看到她睁开了眼睛，并听到她轻声说："爸爸，我舒服多了。"杜马克惊喜地为女儿测体温，证实高烧开始退了。此时此刻，还有什么比这更令人高兴呢？

杜马克发明的磺胺药不仅医好了女儿，还让他获得了诺贝尔生理学及医学奖。当他赶往斯德哥尔摩领奖时，不无风趣地说："我已经接受过上帝对我的最高奖赏——给了我女儿第二次生命；今天，我再次接受人类对我的最高奖赏。"

磺胺药是人工合成的一类抗生素，具有抗菌谱广、可以口服、吸收较迅速、能透过血脑屏障渗入脑脊液、较为稳定、不易变质等优点。

磺胺药属于抗菌药一类，但它不同于抗生素，因其全都是人工合成的，属于化学药品。磺胺药大多采用口服用药，因而使用方便，尤其适合于家庭中使用。而且它对于各种病菌都有一定的抑制作用，因而适用范围也广。更重要的是磺胺类药药价较低廉，药品性质稳定，便于家庭保存。由于具有这么多优点，使得磺胺类药物成为普通家庭必备的药品之一。

但磺胺类药物的不足之处也较鲜明：首先，绝大多数磺胺药的抗菌力较弱，对细菌只有抑制作用而不能将之杀死，因而对某些严重感染往往难以控制。其次，磺胺药口服易引起恶心、呕吐等胃肠道反应；有些磺胺药还可能对肾脏产生损害，严重时会导致血尿、腰痛等症状。同时如果长期使用口服磺胺药，易抑制肠道内正常寄生细菌的生长，造成某些维生素的缺乏。此外磺胺药还可抑制骨髓的造血功能，引起贫血及再生障碍性贫血等严重反应；对于一些过敏体质的患者来说，磺胺药也是一种比较容易引起过敏的药物。

根据磺胺药的上述特点和药理特性，在其具体应用中须注意做到以下几点：为提高疗效多与"抗菌增效剂"合用，而且药物不宜久服，通常一次治疗服药不得超过1周；在服用药物期间为防止药物对肾脏产生危害，宜多饮水、多排尿，多吃水果，同时服用维生素B群和维生素K，以保证人体维生素的正常供给；凡曾对磺胺药产生过敏反应者，一切磺胺类药均不可再次使用；孕妇、新生儿尤其是早产儿忌用磺胺药以免受磺胺药的毒害作用。

小知识

　　杜马克（Gerhard Domagk，公元 1895 年—1964年），德国病理学家与细菌学家。由于发现了能有效对抗细菌感染的药物，而获得了 1939 年的诺贝尔生理学或医学奖。

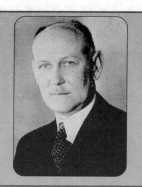

DNA双螺旋结构之母的魅力

DNA是一种长链聚合物,其组成单位称为核苷酸,组成其长链骨架。每个糖分子都与四种碱基里的其中一种相接,这些碱基沿着DNA长链所排列而成的序列,可组成遗传密码,是蛋白质氨基酸序列合成的依据。

在人类众多科学研究成果之中,对人体DNA双螺旋结构的发现是被誉为可与达尔文的进化论、门德尔的遗传定律相媲美的重要科学发现。而在这一伟大发现的背后,还隐藏了一桩鲜为人知的科学公案。

在对DNA结构研究的科学家之中,被称为"黑暗女士"的罗莎琳·法兰克林(Rosalind Elsie Franklin)是少数的几位女医学家之一。她在用X射线衍射DNA晶体的过程中,分辨出了这种分子的维度、角度和形状,并成功地拍摄了它的X射线衍射照片。她发现DNA是螺旋结构,至少有两股,其化学信息面朝里。她的这一发现已经非常接近DNA结构的真实形态。

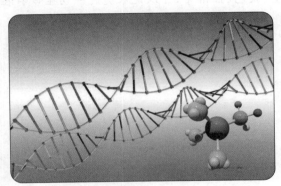

DNA的螺旋结构图。

此时,两位科学家沃森(James Dewey Watson)和克里克(Francis Harry ComptonCrick)也在剑桥大学进行着同样研究,他们在不知情的情况下看到了法兰克林拍摄到的照片。根据这张1951年11月拍摄的十分漂亮的DNA晶体X射线衍射照片,他们很快就领悟到了DNA的结构——两条以磷酸为骨架的链相互缠绕形成了双螺旋结构,氢键把它们连结在一起。1953年5月25日英国的《自然》杂志报告了他们的这一发现。这成为世界生物学的一座里程碑,分子生物学时代的开端。

20世纪50年代,英国学术界笼罩着排外的低气压思想,法兰克林一个女人,还是个犹太人,并且脾气率直,总直言不讳地批评别人,因此不被学术界所见容。1962年,沃森和克里克获得诺贝尔奖,在演说中对法兰克林的卓越贡献只字未提,本应属于她的荣誉也落到了竞争对手威尔金斯(Maurice HughFrederick Wilkins)

手里。更令人伤感的是,当沃森、克里克和威尔金斯获得诺贝尔生理学及医学奖的时候,法兰克林已经在 4 年前因长期受 X 射线影响患卵巢癌而去世。

随着时间的推移,"黑暗女士"法兰克林的成就终于得到了世人的认可。沃森在 1968 年出版的《双螺旋》一书中,透露了在研究中曾看到她拍摄的证明 DNA 螺旋结构的 X 射线图像,进而肯定了她对这项发现做出的贡献。如果没有法兰克林的 X 射线成果,要确定 DNA 的螺旋结构几乎是不可能的。

脱氧核糖核酸,英语缩写为 DNA,是一种分子,可组成遗传指令,以引导生物发育与生命机能运作。DNA 的主要功能是长期性的信息储存,建构细胞内其他的化合物。它可以说是生物机体建构的"蓝图"。

在 DNA 分子上携带有机体遗传信息的功能片段;简而言之,基因是生命的基本因子。它在很大程度上决定了人类的生老病死、健康、亮丽、长寿、长相、身高、体重、肤色、性格等,可以说人类的一切生命存在形式都与基因有着密切的关系。

破解年轻法老死因谜团的 CT 扫描

CT 是一种功能齐全的病情探测仪器，它是电子计算器 X 光断层扫描技术简称。

1922 年 11 月 4 日，英国考古学家霍华德·卡特（Howard Carter）发现了古埃及法老图坦卡门陵墓的入口，也在入口处发现了举世闻名的诅咒："谁打扰了法老的安眠，死神就会降临到他的头上。"与此有关的人接二连三"应验"似的身亡，为这个诅咒蒙上更神秘血腥的面纱。

从历史文献里得知，这位法老在 19 岁时突然死去，之后由大臣即位。自从他的墓被发现打开，人们纷纷猜测探究他的死因，很多人认为他是在波云诡谲的朝廷中被觊觎权力的大臣害死。1968 年，科学家们发现图坦卡门头骨底部有肿胀，随后英国利物浦大学的专家对图坦卡门木乃伊做了 X 射线扫描，发现死者颅腔内有碎骨，对图坦卡门死因的研究趋于更神秘，研究员们怀疑这位年轻法老可能是头部受到猛烈打击，因此被害身亡。

2005 年 1 月 5 日，为了确定这位古埃及第十八王朝少年法老的真正死因，埃及考古厅给木乃伊做了技术更为复杂的 CT 扫描，进行了 3D"透视"。这次扫描之后，萨利姆公布报告说："没有证据显示他在去世前脑颅或胸部受过剧烈创伤，但大腿骨可能有一处骨折，也许是这导致了他的死亡。"而这一结论为大多数专家信服。最终的研究结果是：图坦卡门是打猎时从战车上摔下致死。

萨利姆同时还发现，图坦卡门的木乃伊由于保存上的原因，已经造成遗体部分受损和遗失，这既可能是在制造木乃伊过程中就已造成，也可能是 1922 年考古人员发掘陵墓时，将木乃伊从墓中移出的

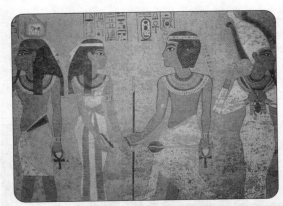

法老王图坦卡门的陵墓的北墙上描绘了图坦卡门去往天国的景象：女天神努特（左起第二个）迎接图坦卡门来到神的世界。

过程中搬运不慎造成的损坏。

对于 1968 年在木乃伊颅腔中发现的碎骨，他也解释说，这块碎骨与死者颈椎部位缺失的第一块椎骨吻合，"我们认为，是在当初考古团队移除木乃伊金面罩的过程中，将法老脊椎的第一块椎骨不慎弄折"。不管怎么说，藉助 CT 这项新型的医学设备，困扰几代考古学家的图坦卡门死亡之谜，终于有了一个被大家都认可的解释。

CT 的工作程序是这样的：它根据人体不同组织对 X 光的吸收与透过率的不同，应用灵敏度极高的仪器对人体进行测量，然后将测量所获取的数据输入电脑，计算机对数据进行处理后，就可摄下人体被检查部位的断面或立体的图像，发现体内任何部位的细小病变。

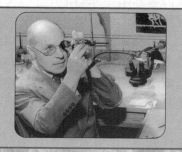

小知识

缪勒（Hans Herinrich Miller，公元 1890 年——1967 年），美国遗传学家。他是辐射遗传学的创始人，并因此而荣获 1946 年诺贝尔生理学或医学奖。由他建立的检测突变的 CIB 方法至今仍是生物监测的手段之一。

遭人嘲笑的观点启发胃镜检查

胃镜检查是由口腔放入一条细小的管，经食道到达胃部，约80公分，可以看到胃部是否有病变的情形。

20世纪70年代之前，医学界的一致看法是，胃里面虽然有螺旋菌，但它们来自口腔，并非从胃里生长。他们认为胃里的盐酸浓度实在太高，很难想象会有什么细菌喜欢在这样的恶劣环境下生活。即使看到有细菌生长，他们也认为是因为胃组织死亡后才繁殖起来的。这样的结论几乎成了铁板钉钉的理论，对胃炎和溃疡病等胃部疾病的治疗也主要是服用抗酸剂。

但不信邪的人总还是有的。澳洲皇家伯斯医院的病理医生华伦（Robin Warren）就是其中一个。华伦医生透过电子显微镜长期观察，发现胃病患者在胃有炎症或溃疡的地方存在细菌。于是，80年开始，他就在医院宣扬他的观点，并且在医院内部刊物发表了文章，认为胃炎和溃疡病与螺旋菌感染有关，据说当时被他的许多同事甚至实习同学嘲笑，大家都觉得他老糊涂了在胡说八道。

1982年，胃肠科来了个30岁的年轻医生贝利·马歇尔，他听说了华伦的奇特观点后，产生了极大的兴趣，随后两人成功合作，在一位病人身上验证了华伦的观点。于是，贝利·马歇尔找到了他们医院微生物部门的同事，提出要在微生物实验室做溃疡病细菌培养研究，但连续做了34个标本后，却都没有看见任何细菌生长。

1982年复活节的长周末。实验室放假没人上班，贝利·马歇尔在假日前又做了一个细菌培养，就扔在那里回家过节去了，他心里大概想，反正也是没可能会成功，所以懒得打理它。六天假期后回到医院，当他取出细菌培养皿一看，却激动得差点把培养皿掉到地上。长了一个菌斑！原来他们以前的失败原因都是因为培养的时间不够长，这次长假给了细菌足够的生长周期。1982年4月14日，历史性的突破

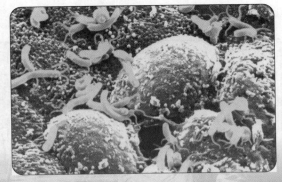
幽门螺杆菌。

就这么在偶然中诞生了，人类第一次成功培养出了幽门螺杆菌。

　　此后贝利·马歇尔培养细菌就很顺利了，他又得到电镜室主任 Armstrong 的帮助，透过电镜观察了 100 个胃组织标本，在这些组织标本中发现 34 个标本有螺旋杆菌，其中 11 个标本成功培养出来了细菌。贝利·马歇尔把他们的研究结果和观点送到 1982 年召开的澳洲消化学年会上，但论文摘要却遭到直接退稿。1984年，华伦和马歇尔合著的正式论文在《柳叶刀》杂志发表，标志着这一研究成果终于得到主流学界的承认。2005 年 10 月，两个人终于获得诺贝尔医学奖。

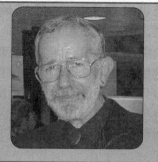

拯救心衰病人的智能设备——人工心脏

人工心脏起搏器可以随时监测患者心脏工作的情况,一旦出现异常情况,它可以"领导"心脏进行有规律地跳动,进而帮助患者免除各种心脏疾病(心动过缓、停搏等)导致的心悸、胸闷、头晕甚至猝死等病症。

1982年12月1日,世界上出现了第一个使用人工心脏的人。美国犹他大学德弗利斯博士和他的同事们为一位61岁的退休牙科医生克拉克,成功地安上了贾维克-7型人工心脏。这次手术的消息透过国际通讯卫星向全世界做了电视转播,亿万人高兴地看到克拉克手术后的情况。

为了抢救生命岌岌可危的克拉克,原定12月2日进行的手术改在1日深夜11点30分开始,在凌晨4时零9分,将病人的心脏摘下来,换上了贾维克-7型心脏,人工心脏开始跳动了。早上7时血压由手术前的80/40 mmHg,上升到119/75 mmHg,提示人工心脏运作状况令人满意,德弗利斯博士舒了一口气说:"成功了!"

人工心脏是由聚氨基甲酸乙酯和铝制成,包括两个空室,一个空室安在原先心脏切除残留的右心房上,代替右心室工作,另一个与残留的左心房吻合,代替左心室。两室透过导管与体外的输气与排气装置相连,随着空气的进出和隔膜的"泵动",血液便循环不息周流全身。医生和病人只要调节好人工心脏两个空室的"泵送"节律和次数,便可出色地模仿人体心脏的工作。这颗永久性人工心脏,实际上是个泵,它要为6万公里长的血管服务,每天要跳动十万多次,一年365天不停地工作,大约要跳动4 000万次,不能有差错。

这次手术很成功。手术后几小时,克拉克恢复了意识,能活动手脚,认得自己的妻子,向医生表示自己很好。下面是病人术后几天的情况:

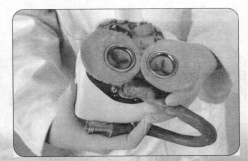

人工心脏。

12月3日:跟医生有力地握手,脉搏、呼吸、体温、血压正常;

12月4日:出现肺部感染并发症;

12 月 5 日：啜饮营养液体，在床上坐起；

12 月 6 日：一边舒适地休息，一边听赞美诗。

人造心脏在克拉克胸腔内共跳动了 111 天 17 小时 53 分，最后，病人由于感染、代谢障碍而去世。当克拉克确实死亡之后，他胸腔里的人工心脏还在跳动，最后是用一把钥匙把它关闭的。

无论是以威廉·C. 德弗利斯博士为首的医疗小组，还是巴尼·克拉克（Barney Clark）本人，都为这次成功的手术做出了令人鼓舞的贡献。尽管克拉克后来去世了，但这第一颗人工心脏毕竟为人类驱动了 111 天，它为心脏外科修复开创了新纪元。相信，在此基础上，这项工作将日趋完善，会更好地造福于人类。

目前，心脏起搏器主要用于治疗患有过缓型心律失常心脏疾病的患者，并且是唯一的一种既安全而又有显著疗效的治疗方法。但安装人工心脏起搏器后，也可能发生某些并发症，所以在临床应用中还是被严格管制使用的。

小 知 识

赫斯（Walter Rudolf Hess，公元 1881 年—1973 年），瑞士生理学家，发现中脑有调节内脏活动的功能，于 1949 年与葡萄牙科学家莫尼兹（António Egas Moniz）因发现脑白质切除手术对治疗精神病的功效，而共同获得诺贝尔生理学或医学奖。

为心脏搭个安全桥的心外科

心脏外科,顾名思义是用研究外科的方法治疗心脏疾病的学科,它实际上也是心血管外科的狭义的名称,通常包括先天性心脏病外科、瓣膜病外科、冠心病外科、大血管外科以及其他相关的内容。

杰弗瑞是一名外科医生,5年来,在他手术台上逝去的那个年轻脸庞时常会出现在他梦中,让他深陷于某种愧疚而难以自拔。

那位年轻人由于动脉严重堵塞,必须接受冠状动脉搭桥手术。这是一例比较常见的外科手术,对于杰弗瑞和他的同事们来说,这只是他们众多病例中极普通的一例,切割、缝合,手术在前期进行异常顺利,在杰弗瑞看来这又将是他经手的一例天衣无缝的手术。

可是,手术途中突然发生了意外,病人严重中风发作,昏迷不醒。中风的原因是在于心脏搭桥手术时,病人的心脏需要暂时停止工作,由医生使用心肺机暂时充当心脏,帮助病人完成血液循环。机器会直接连接到病人的大动脉上,因此可能使一些病理碎屑发生移动,这些碎屑一旦进入脑部就会引起中风。在做搭桥手术中,中风出现机率高达10%。

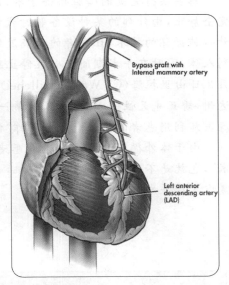

心脏搭桥术。

手术小组成员立即投入到紧张的抢救中,尽管他们尽了最大努力,悲剧还是发生了,病人再也没有醒过来。

一个年轻的生命就这样永远离开了人世,这次的失败对杰弗瑞来说,打击异常沉重。他意识到"如果病人无法醒来的话,再完美的搭桥手术也无济于事"。为此,他决定试验一种新的搭桥手术技术:在跳动着的心脏上完成手术,这样就可以大大降低病人出现中风的危险。

杰弗瑞开始了试验工作,他使用一种特殊的钳子让部分心脏保持稳定以便进行切除和缝合。经过长时间不懈的努力,新方法的运用使手术终于获得了成功,杰弗瑞兴奋异常,他的分析是:"与传统手术方法相比,这种方法使进入大脑的碎屑量降低了97%,血液流入大脑更为顺畅,高危险病人发生中风的危险降低了一半。"

心脏搭桥手术俗称冠脉搭桥术,是国际上公认治疗冠心病最有效的方法,也是心脏外科常见手术之一。

心脏作为人体血液的输送中心,每时每刻都在为人体的各个部位输送营养,它自身的营养运送则靠心脏上的冠状动脉完成运输工作。一旦运输通道发生老化堵塞等问题,就会危及心脏的健康,进而影响整个机体的健康。心脏搭桥手术是使用人为的方式来改善心脏出现的问题。手术的原理很简单,当心脏某些冠状动脉出现狭窄和堵塞后,医生会从患者小腿或大腿上的静脉选取一些大小粗细吻合的血管,将他们取下后移植到冠状动脉旁边取代这些出现问题的血液通道,使血液绕过狭窄堵塞的部位顺利到达远程缺血的部位,改善心肌血液供应,就像使用桥梁让公路能够畅通无阻跨过山壑江河一样。手术通常在全身麻醉低温、体外循环、心脏停止跳动的情况下进行,一般需要2~3小时。

想要实行完美的心脏搭桥手术,让患者能够顺利地康复,手术过程中最好心脏完全静止,由外部的某种设备暂时代替心脏的全部功能。为此医学界发展出了体外心肺循环的技术,让患者的血液流到体外的机器进行氧气交换,并由机器推动回到人体,同时在手术期间让心脏停止跳动,并局部降温以减少心肌耗氧。1952年9月2日由里拉海(C. Walton Lillehei)和刘易斯(F. John Lewis)两位医师于明尼苏达州,矫正先天性的心脏缺陷,是第一例使用低温法成功的开心手术。后来,里拉海医师利用患者的父亲或母亲当作"体外心肺机",成功完成了几个手术。

由于体外循环心肺机会造成患者中风,于是医师们开始尝试"不停跳心脏手术",也就是不使用体外循环心肺机,手术中患者的心脏仍不停跳动。这种方式可减少术后并发症,提升成功率。

小知识

约瑟夫·李斯特(Joseph Lister,公元1827年—1912年),外科手术史上最有名的人物之一,使用了巴斯德提出的抑制细菌生长的三种方法之一的消毒法,同时对器材以及病人身上的相关部位进行消毒,并取得了惊人的成功。

包含伟大父爱的生殖外科技术革新

手术是外科治疗中的主要和关键部分,手术的质量优劣直接关系到治疗效果和病人的安危。外科技术每一次革新,都会为病人带来许多福音。

在世界不少国家,判定少男少女是否成年,不是根据其年龄,而是看其是否举行过成年礼。所谓成年礼,就是割礼,在医学上被称为包皮切割术。这一年,一位德国外科手术专家的儿子快 6 岁了,就要面对这一切割手术。但这位专家却闷闷不乐显得对手术充满疑惑,他的妻子不解地问:"你是手术专家,对于这样的一个简单手术,为什么还有这么大的顾虑呢?"

他无奈地回答:"难道你没有听说吗? 手术过后孩子要忍受太多的疼痛,而且恢复时间很长。"妻子点头说:"这倒是。"当时的包皮切割手术方法很落后,手术时间长,恢复慢,影响正常的学习生活,手术后生殖器外型也不美观。这一切都会给孩子身体和心理上造成很大伤害。加上包皮切割是个小手术,风险低,所以当时的医生们都不是很重视,导致这样的手术也没有人去钻研。想到这里,他忽然产生了一个想法,我为什么不改进这项手术,减轻儿子和更多孩子的痛苦,为他们带来更多幸福呢?

此后,他全心地投入到这项手术的研究和改良工作中,并最终推出了一套以追求术后完美、增进生殖器功能的完美生殖外科整形术,并提出了"小手术同样需要大技术"的严谨口号,号召医学同仁能够共勉,认真对待像包皮、包茎这样的小手术,不可忽略每一个细节,以保证手术的一次性成功和完美性。

这位专家就是弗林斯·里特,

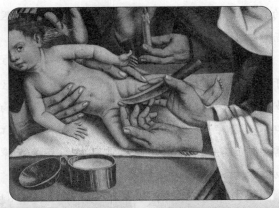

割礼这种习俗据说起源于犹太教,已经有二千多年的历史。

以他的名字命名的"包皮整形术"是一种完全符合生殖卫生及疾病预防、保健的手术。切除过长的包皮、包茎,不仅有益于阴茎的正常发育,而且可以防止包皮垢的积聚,有效预防炎症和癌症的发生。这样既能防止自身受害,又能预防性伴侣妇科疾病,是一种生殖保健的优良措施。不仅如此,弗林斯生殖外科整形术时间短,只需20分钟,而且成功率高,外形整齐美观,有利于卫生、保健、发育,不影响工作、学习,同时明显提高性生活质量。

这项饱含了伟大父爱的医学革新,改变了人们对待小手术的态度,为此医学界持续进行了大量手术技术改革,有力地促进了外科技术的发展。

外科基本技术包括暴露、分离、止血、结扎、切开、缝合六大基本操作。这些技术的好坏,往往决定着手术风格和手术质量。外科手术强调的基本功,指的就是这六大技术操作。

一个优秀的外科医生必须对这六项技术有着良好的掌握,并且在细节上做到一丝不苟,能够对病人整体情况的保持时刻注意和关怀,也是应具备的优良外科素质和品德。很多手术的失败,原因常是错误的操作,而不是手术本身。无菌、止血和对组织的轻柔,是外科医师技艺的基础。

需要强调的是,外科手术不仅是一门学科而且是一门艺术,外科医师在施行危险的手术时,不论是最简单或最复杂的手术,都需要遵循同样的手术原则,进行无菌技术、止血、充分暴露和对组织轻柔等细节操作后,他们最后都要面对如何更好地使外科创口得到愈合,令患者遭受最小的痛苦。于是他们不仅要不断提高自身的技术水准,同时也要不断探求寻找更佳的医疗器材,直到他们最终成为艺术家,而非工匠。

我们拿现代外科手术中"切开"这一技术环节来看,它的一般要求是:切口要便于接近和显露病变部位,最好能直接达手术区,并在必要时易于延长;损伤组织要少,不牺牲重要或过多的神经、血管,以免影响功能;适应局部解剖和生理特点,切口愈合要牢固,愈合期内不易裂开,愈合后切口伤痕尽量不影响美观;操作要简单,需要时间要短,切开缝合后需避免关节功能障碍;切口需要足够的长度,不应认为切口越短是手术者技术越高超的表现。

由此来看,外科技术不单纯是一项技术,也反映出手术者对手术本身的理解和天赋。随着科学进步,新技术、新设备不断问世,许多现代手法也不断产生。有人预测,无切口手术将是外科手术未来的发展趋势。霍根(SantiagoHorgan)医生是圣地亚哥大学医学中心无疤痕项目带头人。他说:"想象一下,有一天外科医生不需要在患者身上切口就能进行手术。我们中心此刻正迎接这个时代的到来。患者们应该享受这种无疤无痛的技术。"这一说法,代表着外科手术技术革新的最终方向。

小知识

亨奇(Philip Hench,公元1896年—1965年),美国医学家,由于发现肾上腺皮质激素的结构和生物作用,获得了1950年诺贝尔生理学或医学奖。

谁第一个捉住了艾滋病毒

艾滋病病毒 HIV 是一种能攻击人体免疫系统的病毒。它把人体免疫系统中最重要的 T4 淋巴细胞作为攻击目标,大量破坏 T4 淋巴细胞。这种病毒终生传染,破坏人的免疫系统,使人体丧失抵抗各种疾病的能力。

艾滋病曾经是人们谈之色变的疾病,尽管今天的人类还不能征服艾滋病,但对它已经有了比较充分的了解。人类认识艾滋病,是和发现艾滋病病毒,即人类免疫缺陷病毒(HIV)分不开的。不过,在是谁第一个发现 HIV 这个问题上,科学界有过一场一波三折的争夺战。

1981 年,几个实验室分别报告在同性恋青年男子群体中,诊断出一种新的传染病——艾滋病之后,在世界各地开始了一场鉴定、分离其病原体的竞赛。

1983 年 1 月,法国巴斯德研究所的蒙塔尼(Luc Montagnier)、巴尔-西诺西(Françoise Barré-Sinoussi)及其同事,首先在巴黎一名患者的淋巴结分离出了病毒。他们先是发现其淋巴细胞中有逆转录酶,显示感染了逆转录病毒——人和其他大多数生物一样,遗传信息的传递是从 DNA 传到 RNA,这个过程叫转录,但有的病毒反过来,遗传信息是从 RNA 传到 DNA,称为逆转录,这个过程由逆转录酶控制,所以检测到逆转录酶,就表示存在逆转录病毒。随后,他们在电子显微镜下看到了病毒的实体。蒙塔尼实验室在 1983 年 5 月 20 日出版的美国《科学》杂志上,报导了这个发现。

同一期的《科学》还发表了三篇有关艾滋病毒的论文,两篇出自美国国家癌症研究所盖洛实验室,一篇出自哈佛医学院米隆·艾萨克斯实验室,这三篇论文都认为艾滋病是由一种能引起癌症的逆转录病毒"人类 T 细胞白血病病毒 1 型(简称 HTLV-1)"引起的。这种病毒是盖洛实验室在 1980 年发现的。1982 年,盖洛实验室发现了该病毒的 2 型 HTLV-2。蒙塔尼向盖洛实验室要来这两种病毒,以便与他们发现的艾滋病毒做比对。

1983 年夏天,蒙塔尼实验室确认他们发现的病毒不是 HTLV,而是一种新病毒。他们将它命名为"淋巴结病相关病毒(简称 LAV)"。9 月,他们开发出了检测血液中是否含有艾滋病毒的检测方法,并申请英国专利。12 月,他们也向美国专利局申请专利。这一年 9 月,蒙塔尼到美国冷泉港参加会议,报告他们对 LAV 的发现。他把 LAV 病毒株交给盖洛,并签署了一份合约,声明盖洛实验室只能用它做学术研究,不能用以商业用途。

1983 年秋天,盖洛实验室从美国艾滋病人身上分离出了病毒。他们仍然认为艾滋病毒是 HTLV-1,其报告将发表在 1984 年 5 月 11 日《科学》上。但是在该论文发表之前,1984 年 4 月,盖洛和美国卫生与人类服务部突然宣布发现艾滋病毒是一种新型的 HTLV 病毒,他们称之为 HTLV-3,论文将在 1984 年 5 月 4 日的《科学》上发表。同时,他们宣布开发出了检测艾滋病毒的方法并申请专利。1985 年 5 月,美国专利局授予该专利,而早几个月申请的巴斯德研究所却奇怪地没能获得专利。

1985 年 1 月,蒙塔尼和盖洛实验室几乎同时分别发表对 LAV 和 HTLV-3 的基因组序列的测定结果。二者极为相似,只有 1.8% 的差异。但是与 HTLV-1 和 HTLV-2 有很大差异,说明艾滋病毒不是一种 HTLV,盖洛实验室将之称为 HTLV-3 是不合适的。一个命名委员会建议将艾滋病毒称为"人类免疫缺陷病毒(简称 HIV)"。1986 年,盖洛和蒙塔尼由于发现艾滋病毒而分享拉斯克医学奖,这是生物医学界仅次于诺贝尔奖的大奖。此前,盖洛在 1982 年已因发现 HTLV 而获得拉斯克医学奖,成了美国国家卫生研究院中唯一一位两次获得拉斯克医学奖的人。

随着更多的 HIV 病毒株的基因组序列被测定,人们发现 HIV 非常容易发生突变,从不同艾滋病人身上分离出的 HIV 序列存在很大的差异,而蒙塔尼和盖洛实验室分离的 HIV 病毒株的序列几乎一致是很不正常的,这就不得不让人怀疑盖洛实验室实际上是用了蒙塔尼实验室提供的病毒株。为此,1985 年 12 月,巴斯德研究所向美国法庭起诉,控告盖洛实验室和美国国家癌症研究所违反合约,将他们提供的 LAV 株用于商业用途,要求把检测专利授予巴斯德研究所。这场官司持续了一年多,惊动了美国总统里根和法国总统密特朗,在他们的主持下,双方于 1987 年 3 月底达成协议,平分专利费。

艾滋病毒检测专利的问题虽然解决了,但是艾滋病毒发现权的问题并没有解决:盖洛实验室是否盗用了蒙塔尼实验室的病毒株?盖洛起初否认二者是同一个病毒株,后来不得不承认二者相同后,又反过来指控蒙塔尼实验室盗用了他的病毒株,他们不是曾经来向他要过 HTLV 病毒株吗?这个反指控非常可笑,蒙塔尼实验室在收到盖洛实验室提供的 HTLV 病毒株之前,已经发表了发现艾滋病毒的论文了。盖洛实验室的艾滋病毒株据称是米库拉斯·波波维克(MikulasPopovic)分离出来的,对其来源波波维克一直含糊其词,后来干脆说是从许多患者的混合血液中分离的,这种分离方法是很不正常的。1986 年 5 月,盖洛实验室在《科学》发了个更正，他们 1984 年 5 月 4 日登在《科学》上的论文中，误把法国人提供的 LAV 株的照片当成了 HTLV-3 株的照片。

这究竟是个无意的失误，还是有意的造假呢？随着双方庭外和解，似乎不值得再去追究了。但是，事态才平息了两年多，《芝加哥论坛报》的一篇文章又把盖子给掀开了。《芝加哥论坛报》记者、普立兹奖获得者约翰·克鲁德森在 1989 年 11 月 19 日发表长篇报导，揭露盖洛剽窃巴斯德研究所的艾滋病毒研究成果。这篇报导迫使美国政府调查此事。1992 年，美国卫生与人类服务部科研诚信办公室认定盖洛和波波维克有不端行为。但是到 1993 年 11 月，据称在美国政府高层的干预下，科研诚信办公室撤销了对盖洛和波波维克的指控，因为根据"新标准"，现有的证据不足以证明他们有不端行为。

1994 年 7 月 11 日，美国卫生部终于承认"巴斯德研究所提供的病毒，在 1984 年被美国国家卫生研究院的科学家用以发明美国 HIV 检测工具"，并同意让巴斯德研究所分享更多的专利费。这一年盖洛离开了国家癌症研究所，到马里兰大学任教，不过每年还能收取 10 万美元的专利费。

这个事件并不只是两个实验室在争夺学术荣誉，更是两个国家在争夺国家荣誉和市场，艾滋病毒检测方法很快被用做血液的筛查，当时每年能有几百万美元的专利收入。美国政府一开始就力挺盖洛，所以盖洛的专利申请比法国的晚了几个月却能获得专利，在事情败露之后又采取息事宁人的做法拖了 10 年，由于媒体的介入，才有了官方调查和结论。盖洛实验室的利益变成了美国政府的利益，这造成了严重的后果。科研诚信办公室曾经严厉批评盖洛的所作所为"严重地阻碍了艾滋病研究的进展"，但盖洛的所作所为还不是因为有政府的撑腰？

小知识

缪勒（Muller，公元 1890 年—1967 年），美国科学家。因其发现 X 射线辐照引起变异，获 1946 年诺贝尔生理学或医学奖。

最受"愚弄"的诺贝尔奖获得者

化学在医学中的作用就像水对于人体一样,是一刻也离不开的。首先从药物的成分来看,绝大部分是化合物,特别是西药中有相当大一部分是化学合成的。再从医药与化学的关系来看,从无机化学到有机化学、再到生物化学,药物就是化学的产物。

鲍林(Linus Carl Pauling)是著名的量子化学家,他在化学的多个领域都有过重大贡献。曾两次荣获诺贝尔奖金(1954年化学奖、1962年和平奖),在国际上有很高的声誉。

1901年2月18日,鲍林出生在美国俄勒冈州波特兰市。幼年聪明好学,11岁认识了心理学教授捷夫列斯,捷夫列斯有一所私人实验室,他曾给幼小的鲍林做过许多有意思的化学演示实验,这使鲍林从小萌生了对化学的热爱,这种热爱使他走上了研究化学的道路。

鲍林在读中学时,各科成绩都很好,尤其化学成绩一直名列全班第一名。他经常埋头在实验室里做化学实验,立志当一名化学家。1917年,鲍林以优异的成绩考入俄勒冈州农学院化学工程系,他希望透过钻研化学来实现自己的理想。鲍林的家境很不好,父亲只是一位一般的药剂师,母亲多病。家中经济收入微薄,居住条件也很差。由于经济困难,鲍林在大学曾停学一年,自己去赚学费,复学以后,他靠勤工俭学来维持学习和生活,曾兼任分析化学教师的实验员,在四年级时还兼任过一年级的实验课。

鲍林在艰难的条件下,刻苦攻读。他对化学键的理论很感兴趣,同时,认真学习了原子物理、数学、生物学等多门学科。这些知识,为鲍林以后的研究工作打下了

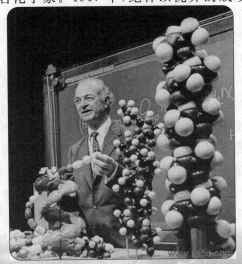

化学家鲍林。

坚实的基础。1922年,鲍林以优异的成绩自大学毕业,同时,考取了加州理工学院的研究生,导师是著名化学家诺伊斯。诺伊斯擅长物理化学和分析化学,知识非常渊博,对学生循循善诱,为人和蔼可亲,学生们对他的评价是"极善于鼓动学生热爱化学"。

诺伊斯告诉鲍林,不要只停留在书本上的知识,应当注重独立思考,同时要研究与化学有关的物理知识。1923年,诺伊斯写了一部新书,名为《化学原理》,此书在正式出版之前,他要求鲍林在一个假期中,把书上的习题全部做一遍。鲍林用了一个假期的时间,把所有的习题都准确地做完了,诺伊斯看了鲍林的作业后,十分满意。诺伊斯十分赏识鲍林,并把鲍林介绍给许多知名化学家,使他很快地进入了学术界的环境中。这对鲍林以后的发展十分有帮助。鲍林在诺伊斯的指导下,完成的第一个科研课题是测定辉铝矿(mosz)的晶体结构,鲍林用调射线衍射法,测定了大量的数据,最后确定了辉铝矿的结构,这一工作完成得很出色,不仅使他在化学界初露锋芒,同时也增强了他进行科学研究的信心。

鲍林在加州理工学院,经导师介绍,还得到了迪肯森(R. G. Dickinson)、托尔曼(Richard Chace Tolman)的精心指导,迪肯森精通放射化学和结晶化学,托尔曼精通物理化学,这些导师的精心指导,使鲍林进一步拓宽了知识面,建立了合理的知识结构。1925年,鲍林以出色的成绩获得化学哲学博士。他研究了化学物质的组成、结构、性质三者的关联,同时还从方法论上探讨了决定论和随机性的关系。他最感兴趣的问题是物质结构,他认为,人们对物质结构的深入了解,将有助于人们对化学运动的全面认识。

鲍林获得博士学位以后,于1926年2月去欧洲,在索未菲实验室里工作一年。然后又到玻尔实验室工作了半年,还到过薛定愕机和德拜实验室。这些学术研究,使鲍林对量子力学有了极为深刻的了解,坚定了他用量子力学方法解决化学键问题的信心。鲍林从当研究生到去欧洲游学,所接触的都是世界第一流的专家,直接面临科学前沿问题,这对他后来取得学术成就是十分重要的。

1927年,鲍林结束了两年的欧洲游学回到了美国,在帕沙第纳(Pasadena)担任了理论化学的助理教授,除讲授量子力学及其在化学中的应用外,还讲授晶体化学有关化学键本质的学术讲座。1930年,鲍林再一次去欧洲,到布拉格实验室学习有关射线的技术,后来又到慕尼黑学习电子衍射方面的技术,回国后,被加州理工学院聘为教授。

在有机化学结构理论中，鲍林还提出过有名的"共振论"。共振论直观易懂，在化学教学中易被接受，所以极受到欢迎，在20世纪40年代以前，这种理论产生了重要影响，但到60年代，在以苏联为代表的集权国家，化学家的心理也发生了扭曲和畸变，他们不知道科学自由为何物，对共振论采取了急风暴雨般的大批判，给鲍林扣上了"唯心主义"的帽子。

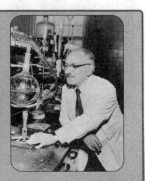

小知识

瓦克斯曼（Selman Waksman，公元1888年—1973年），乌克兰裔美国微生物学家。1943年，他终于从各种细菌中分离出一种有效地抵抗革兰氏阴性细菌的抗菌素，并称之为链霉素。1945年5月12日在人类身上第一次成功地应用了链霉素。由于这一发现，瓦克斯曼荣获1952年诺贝尔生理学或医学奖。

夏沃事件引发安乐死之争

安乐死,指对无法救治的病人停止治疗或使用药物,让病人无痛苦地死去。"安乐死"一词源于希腊文,意思是"幸福的死亡"。它包括两层涵义,一是安乐的无痛苦死亡,二是无痛致死术。

1998 年在美国,曾经发生过一起关于植物人是否可以实施安乐死的轰动事件。事件的主角是夏沃夫妇,妻子特丽·夏沃躺在病床上长达 15 年之久,丈夫迈克尔·夏沃在默默地照顾她 15 年之后,最后向法院提出拔去妻子的进食管,对她实行安乐死。

这一做法引来公众强烈议论,有人指责迈克尔是杀人犯,而有人却说:"他是位专注于照顾病妻的好丈夫。"

谁是谁非? 一时成为舆论焦点。20 年前,41 岁的迈克尔与年仅 20 岁的特丽相遇结为夫妇,两人于 1986 年搬至佛罗里达州。迈克尔·夏沃在那里管理饭店,而特丽·夏沃则为一家保险公司工作。

不幸的是,四年后的某天,迈克尔回到家中,发现妻子倒在地板上,26 岁的特丽·夏沃心跳骤停,使得大脑缺氧,后果是她将处于"永久植物人状态"。自那之后,迈克尔·夏沃就不得不照顾自己的植物人妻子。

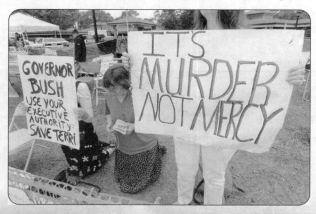

"是谋杀,不是怜悯!"对于夏沃接受安乐死,有许多美国人发出了这样的呼声。

如今,面对迈克尔的安乐死提议,媒体和大众给予了不休的争论。在特丽·夏沃就医的医院的布特斯说:"我们已允许一位与妻子关系不和的丈夫杀死他的妻子。"美国众议院共和党领导人迪拉利则指控迈克尔·夏沃在特丽的进食管被拔掉后虐待特丽。他说:"我认为他对自己妻子的虐待和忽视自己监护人的职责的行为是不可饶恕的。"

　　可是,法院的纪录显示,自从他的妻子病倒后,迈克尔一直坚持不懈地照顾着她。作为她的法律监护人,他曾于1990年带她前往加利福尼亚进行脑刺激治疗,但没有取得任何效果。他还在一所护士学校里进修了护理专业,以便更好地照顾她。

　　医院的护士也为迈克尔说话,说他是一个对护理要求很高的人,如果他发现自己妻子的护理有任何不足的地方,就会向护理者发火。他要求护士们按时翻动特丽的身体以防止生褥疮、每天为她洗澡、化妆和擦香水。

　　曾受法院委托来评估特丽·夏沃病情的沃尔森医生,在谈到迈克尔·夏沃时说:"如果她的头发没有被梳理或房间里有尿味,他就会非常生气。夏沃虽不是一个对人很热情的人,但肯定不是一个坏人。值得注意的是,在特丽病倒的15年里,特丽从未生过褥疮。"

　　而特丽·夏沃的父母对迈克尔不依不饶,他们声称迈克尔曾虐待特丽,甚至暗示说迈克尔是故意让特丽发生意外事故的,因为他想离婚。特丽的兄弟博比·申德勒说:"在她发生意外事故的前一天晚上发生了家庭暴力事件。"

　　然而,迈克尔要求对特丽施行安乐死的态度非常坚定,法院最终同意了他的要求。特丽·夏沃,这位备受世人注目,生命力如此顽强的植物人,在被拔掉营养管13天后,真的走了。只不过,关于她,关于安乐死,依然会长久地困扰着人们,提醒着人们,到底该如何对待这一医学难题。

　　安乐死是否符合大多数人的意志,目前尚无科学性的调查结果。而且法律付诸实践,就有极大的强迫性,一旦安乐死立法,它就像横在病人面前的一把双面刃,用得好,就可以真正解除病人的痛苦;用得不好,就可能成为剥夺病人选择生命权利的借口,被不法不义之徒滥用。

小知识

　　朱宪彝(公元1903—1984年),中国内分泌学家。证实缺少钙和维生素D是造成软骨病、佝偻病的主要原因,并在世界上第一次确认维生素D可由母乳泌出。英、美专家称他是"当代钙磷代谢研究之父"。

"真人秀"秀出器官移植的广泛关注

　　器官移植是将某个健康的器官移植到另一个人体内,使之迅速恢复功能的手术,目的是代偿受者相对器官因致命性疾病而丧失的功能。

　　"器官移植"这个词到达我们听力范围的时间远不及它的历史长,早在 1989年,美国匹兹堡大学一位器官移植专家在手术室奋战了 21 个半小时,首次为一名患者进行肝心肾移植并获得成功。

　　进入 20 世纪 80 年代以后,外科手术技术的进步、器官保存方法的改进等等原因,器官移植手术的成功率越来越高,人们手术后的存活寿命也越来越长。但是,苦苦等待合适器官的人实在太多,远远比健康合适的器官供应多得多,人们还没有鲜明的捐赠观念,甚至根本还没有这个意识。

　　2007 年 5 月底,荷兰 BNN 电视台的主持人帕特里克·洛迪耶,向电视前的观众们讲述了一个充满温馨真情的故事。37 岁的荷兰女子"莉萨"在艾尔夫海姆经营一家鲜花店。这一年 3 月,莉萨被诊断患上脑瘤,希望在有生之年捐献出自己的肾脏去帮助珍惜生命的人。为了帮助莉萨完成她人生阶段最后的这个美好愿望,BNN 电视台决定打造一档节目——《超级捐赠者》,透过这档节目,采用多种交流方式,让莉萨最终挑选出获得她捐赠器官的那个幸运儿。

　　当时这个新闻铺天盖地地充满荷兰媒体,几乎没有人赞美莉萨的无私作为,满满的指责和质疑之声传来,认为 BNN 把原本治病救人的神圣之事搅得"低俗"不堪。该电视台总裁说,即便他也认为这样做十分低俗,他仍然要做下去,藉此引起人们对器官移植的广泛关注。

　　节目的最后,在幸运儿即将产生的时候,峰回路转,主持人站出来打断了节目的进行,揭开真相的谜底。这位"莉萨"是名身体健康的职业演员,名叫莱奥妮。荷兰舆论一片哗然并抨击 BNN 拿这种事情来作秀"愚弄大众"。

　　可是,入围"前三"的肾病患者夏洛特告诉人们,"我想让这个世界醒过来,但没有想到会引起这么大的反响。这个世界睡了很久了。荷兰就是这样,人们太懒惰了,以致于不愿意去填写一张捐赠表格。"BNN 电视台总裁迪利奇再三解释说,这是一件严肃的事情。作秀也罢,真心公益也罢,拥有健康体魄的人是该睁开眼睛,看看期待希望之光的患者焦灼的病容。只有明白生的渴望才能珍惜生命和现有的生活。

不管怎么说，这都是一次双赢的"作秀"，电视台获得了巨大盈利，而在节目的七天中，荷兰的器官捐赠比过去七年都要多。

器官移植，是近年来发展迅速的医学专科。它是将健康的器官移植到另一个人体内，代替因致命性疾病而丧失功能的患病器官，使之迅速恢复功能的手术。

常用的移植器官有肾、心、肝、胰腺与胰岛、甲状旁腺、心肺、骨髓、角膜等。在发达国家，肾移植已成为良性终末期肾病的首选常规疗法。

在进行器官移植时，会有几个难关需要克服，首先是保证移植器官的新鲜性，人体器官在脱离机体后，多则几小时，少则几分钟，就会失去活性死亡，不能再被用于移植。因此，要设法保持器官的活性，这就要求在保存过程中尽最大可能保证器官的活性，现在医学惯用的方法是降温和持续灌流，因为低温能减少细胞对养料的需求，进而延长离体器官的存活时间，灌流能供给必需的养料。直到 1967 年由 F. O. 贝尔泽、1969 年由 G. M. 科林斯分别创制出实用的降温灌洗技术，保证了安全地保存供移植用肾的活性达 24 小时。这样才赢得器官移植手术所需的足够时间。在移植手术中需要特别克服的另一个难关，就是排斥反应。机体内免疫系统会对进入其体内的外来"非己"组织器官加以识别、控制、摧毁和消灭，以保证机体内部的系统平衡。当我们将一个外来的器官植入体内时，这种排斥反应会毫不客气地破坏移植器官导致移植手术的失败。但渐渐地由于外科技术的进步，效力强大的免疫抑制剂的发明应用，这才使移植的器官长期存活成为可能，器官移植的疗效大为提高。

在人体的有些部位，如角膜等器官，由于该部位没有血管生长，血流中的免疫活性淋巴细胞不能接触角膜，于是成为了免疫特惠部位。因此，角膜原位移植很少发生排斥反应，效果甚好，成功率达 95% 以上；即使发生排斥，也仅表现为角膜混浊，应用泼尼松龙有效。角膜移植已成为常规手术，在眼科中广泛应用。

小知识

蒂勒（Max Theilrt，公元 1899 年—1972 年），南非微生物学家。发明了预防黄热病的疫苗，并由此荣获 1951 年的诺贝尔生理学或医学奖。

"男人"怀孕会不会引发内分泌紊乱

内分泌系统与神经系统、免疫系统的联系日益紧密,构成神经、内分泌、免疫网络,调控生物整体功能,以保持机体代谢稳定,脏器功能协调,促进人体生长发育、性成熟和生殖等生命过程。

2008年3月,美国人托马斯·比提(Thomas Beatie)接受"由女变男"变性手术,成为了法律意义上的男性后,就和自己的恋人南希正式结了婚。婚后,他们从夏威夷岛搬到了俄勒冈州生活,他们渴望像正常夫妇一样生儿育女,组建一个完整的家庭。然而,怀孕生子对他们来说无疑痴人说梦。这是由于"变性丈夫"托马斯无法提供精子,而妻子南希多年前接受过子宫切除术,无法怀孕。

比提夫妇不肯就此放弃希望,他们想到了一个办法:由丈夫托马斯透过试管受精怀孕,帮助不孕症妻子生儿育女。原来,在接受变性手术时,托马斯只是进行了胸部改造手术和睾丸激素治疗,而没有对生殖器官进行改造,所以他仍然具有怀孕生育的能力。

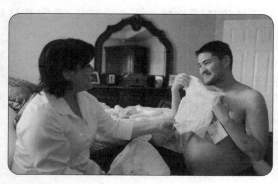
"变性丈夫"怀孕的照片。

下定决心后,托马斯开始停止接受两个月一次的睾丸激素注射,四个月后,他就恢复了停止8年的月经。夫妇俩满怀希望地来到美国不孕症医院,试图接受试管受精手术。这时,他们才知道将要面临多大的阻力。所有医生都拒绝为他手术,因为"变性人"怀孕将引发巨大的法律和伦理争议。汤玛斯说:"所有医生几乎都对我报以歧视的态度,医院的接待员甚至嘲笑我们。朋友和家人们也不支持我们的想法。"

无奈之下,倔强的托马斯联想到一个冷冻精子库,并购买了几瓶匿名捐赠者的冷冻精子,他在家中自己进行人工受精。可做梦也没想到的是,当他第一次怀孕时,他竟然怀上了三胞胎,并且还遇到了子宫外孕,差点因此丢了性命。

不过，托马斯没有就此放弃，而是再度受精，并成功怀上一名女婴。"变性人"怀孕事件引起医学界广发争议，谁是谁非成为一时焦点。面对巨大压力，托马斯说，尽管他现在腹中怀上了一个女婴，但他从内心中仍然认为自己是男人。

变性人怀孕，这一饱受争议的医学伦理问题，同时提醒人们留意体内内分泌的变化会带给身体什么样的变化。

在人的身体内部有两大控制系统：一个是神经系统，另一个就是内分泌系统。人体腺体分为两大类：一是外分泌腺，如唾液腺和汗腺，分泌物排到体外或体腔里；二是内分泌腺，内分泌腺没有导管，直接分泌进入血液中，然后输送到全身各组织细胞。内分泌物称为激素。

内分泌系统主要由体积很小、形状古怪的腺体组成，分布在身体各部分。在人面临紧急情况的时候，神经系统所做出的反应很难保证机体就能实时反应，这时内分泌腺会在瞬间释放出大量的激素使人倍增能量，来逃避或对抗。神经系统和内分泌系统相互作用，共同协调大部分身体机能，对人的身心健康十分重要。

人体的这两大调控系统各自建构了高效率的通讯网。神经系统利用电脉冲，把信息迅速传到肌肉和腺体。内分泌系统则利用激素，经由血液网络信号把信息传到体内每个细胞，引起快或慢等反应。

人体会分泌出多达75种以上的激素，它们在人体中扮演着各自的角色，有的激素可以引起长久性的变化（例如性激素和生长激素能引起身体的发育和性功能的成熟），有的激素能引起周期性的变化（例如月经）。在所有激素中，性腺分泌的性激素是男女产生巨大差异的主要原因。影响女性的是女性激素，主要由孕激素和雌激素构成。影响男性的是男性激素，主要由睾丸酮和雄激素构成。男性激素和女性激素在男女体内都有，人体具体表现出何种性别特征，主要看机体发育阶段哪种激素分泌占据主导地位。

内分泌失调会导致多种疾病的出现，女性会出现肌肤恶化、脾气急躁、肥胖和各种妇科疾病；男性则会出现睾丸功能低下、男性不育、甲状腺功能亢进、性功能紊乱，严重时还可能出现男性假两性畸形等病症。

内分泌失调代表激素的不稳定状态，临床上，调节内分泌主要从饮食、运动上入手，必要时辅以药物治疗。一般来说，良好的饮食习惯，多吃新鲜果蔬、高蛋白类的食物，多喝水，补充身体所需的水分，同时多参加各种运动，加强体质，以及科学的生活规律，不经常熬夜破坏正常的生理规律，都可避免造成激素分泌失衡甚至不足，减少各种疾病发生。

需要注意的是，女性因为特殊的生理及心理特性，情绪表现有独特性，受到外界环境影响较大，经常出现焦虑、愤怒、忧郁等不良情绪。情绪好坏直接影响人体激素的分泌，所以主动调节情绪，保持良好的精神状态，尤为重要。

　　目前，有关内分泌激素及其相关物质的研究已深入到分子生物学水平，随着新激素的不断发现，相信内分泌学科的发展也会有更大的进步。

小知识

　　泰奥雷尔（Hugo Theorell，公元 1903 年—1982 年），瑞典著名生物化学家。发现了氧化酶的本质和作用，于 1955 年获诺贝尔生理学或医学奖。

第五章
中医之韵——
神奇的东方之魂

扁鹊论医论出亚健康新概念

"自觉不爽,检查无病",既不完全健康,又达不到疾病的诊断标准,介于健康与疾病之间的一种状态,称为"亚健康",又称之为第三状态。

扁鹊,姓秦,名越人。"扁鹊"是他的绰号,这个绰号的由来可能与《禽经》中"灵鹊兆喜"的说法有关。因为医生治病救人,走到哪里,就为哪里带去健康,如同翩翩飞翔的喜鹊,飞到哪里,就给哪里带来喜讯一样。因此,古人习惯把那些医术高明的医生称为"扁鹊"。

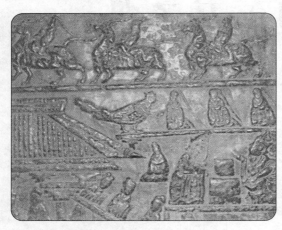

东汉画像石中的神医扁鹊。

扁鹊医术高超,无论什么疑难杂症他都能手到病除,最为神奇的传说是他能够透视人的五脏六腑。《史记》记载说,扁鹊在年轻的时候做舍长,有个叫长桑君的人经常到客馆居住,此人行为举止与众不同,别人都把他当作怪人看待,只有扁鹊认为他是一个奇人,对其毕恭毕敬。一天,长桑君将扁鹊叫到自己的身边,悄悄和他说:"我有一个良方,想传给你,希望你不要泄漏出去。"扁鹊点头答应。于是,长桑君从怀中拿出一种药给扁鹊,并说:"你用上池之水来送服这种药,一个月过后一定有奇效!"接着,又将全部秘方交给了扁鹊。话说完,长桑君忽然间就不见了,扁鹊觉得他更神奇了,心想,他一定是个神仙。扁鹊按照长桑君说的方法服药,到了第三十天,奇迹出现了!他能够隔着墙看见另一边的人,对病人的五脏六腑也看得清清楚楚。

扁鹊是人尽皆知的名医,但很多人并不知道扁鹊的两个哥哥也颇懂医理。

有一次,魏文王问他:"听说你们家兄弟三人都精于医术,到底哪一位最好呢?"

扁鹊回答道:"长兄最好,中兄次之,我最差。"

魏文王很奇怪:"那么为什么你最出名呢?"

扁鹊回答:"长兄治病,是治病于病情发作之前。由于一般人不知道他事先能铲除病因,所以他的名气无法传出去;中兄治病,是治病于病情初起时。一般人以为他只能治轻微的小病,所以他的名气只及本乡里。而我是治病于病情严重之时,一般人都看到我在经脉上穿针管放血、在皮肤上敷药等大手术,所以以为我的医术高明,名气因此响遍全国。"

魏文王听后大悟。

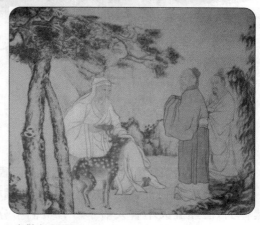

扁鹊行医图。

从扁鹊论述的兄弟三人治病的特点,我们不仅联想到一个问题,这就是近年来普受大众关注的亚健康问题。何谓亚健康,有人说它是人们表现在身心情感方面的处于健康与疾病之间的健康低质量状态及其体验。通俗地说,这类人群体检时并无身体上的疾患,可是往往伴有头昏、困倦、烦躁等不适。如何改善他们的身心状况,是目前医学上的重点课题之一。

亚健康不是大病,甚至只是一种感觉,因此在医学上也很难对他进行头痛医头、脚痛医脚那么简单的治疗。从扁鹊论述的两位兄长治病特点来看,他们能够治病于小患,乃至防病于未然,确是为我们现代人防治亚健康做了提醒。

亚健康与现代城市人饮食没规律、烹饪方法不科学、食物过于精细容易造成特殊营养成分的缺乏有关,也与年轻人生活节奏快、工作压力大,对不同营养及维生素的需求量在增多有关。在这奔波的环境中,如何以最方便的方法"保"命呢?

日常中要预防、消除亚健康,就需要"主动养生"。还未疲乏时,就"主动休息",让身体"充电"后再做,这比连续工作效果好,也不伤身体。就像不要等口渴了再喝水一样,水是生命之源,人体始终需要得到水的滋润,才能保持旺盛的生命力。平时注意调整膳食结构,补充维生素、微量元素,保证身体获得所需营养。

小知识

扁鹊(公元前407年—前310年),战国时代名医,精于内、外、妇、儿、五官等科,应用砭刺、针灸、按摩、汤液、热熨等法治疗疾病,被尊为医祖。

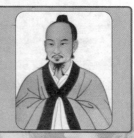

起死回生揭示昏厥与休克之别

昏迷是一种症状，它是由于神经系统发生障碍，对外界刺激无法做出反应。而休克对机体的危害程度远比昏迷要严重得多。

在中国古代医学尚不发达时期，人们很难区别昏迷和休克。

一次，扁鹊到了晋国，正好遇到晋国卿相赵简子由于治理国事，而用脑过度，突然昏倒，已经五天不省人事了。官员们十分惶恐，急忙找来扁鹊为其诊治。扁鹊诊视病人，为他按脉之后，从房里出来。不少人跟在他身后探问病情，扁鹊一脸沉静地说："病人的脉搏跳动正常，你们不必大惊小怪！不出三日，他就会康复的。醒来之后，他必定有一番不同寻常的谈话。"果然，过了两天半，赵简子就醒过来了，他告诉大臣们说："这几天我去天帝那里，与百神同游，并亲自射杀了两只大熊。天帝非常高兴，赏赐给我两箱宝物和一条胡犬，还告诉我，晋国再过七世将会亡国。"后来，晋国果然在定公之后，经过七世而亡国。时人无不赞叹扁鹊切脉诊病的神奇效果。实际上，准确地用切脉诊病也正是扁鹊的首创。

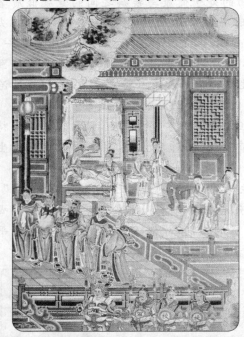

在中国古时候"男女授受不亲"的年代，男医生透过"悬丝诊脉"来了解女患者的病情。

扁鹊的神奇之处，最为后世所称道的是"起死回生"之术。话说扁鹊带着弟子子阳、子豹等人行医来到虢国，发现这里的百姓都在进行祈福消灾的仪式，而这样的祭祀活动在西周时期代表皇宫内有重要人物发生了意外。扁鹊心中纳闷，便到宫门前，向一个在宫里管事的官员打听原因。一问才知，虢太子鸡鸣起床后到宫院里练习武艺，突然不知何故栽倒在地，不治身亡。

扁鹊根据自己的经验，认为太子不是

真死，在进一步了解了太子发病时的各种情况后，他信心百倍地对这个官员说："你进去通报国王，我能救活太子！"

官员当然不相信他能够"起死回生"，不肯去通报，嘲讽他说："你又没有上古名医俞跗的本事，却信口雌黄说能救活太子，就是三岁孩童也知道你在骗人！"

扁鹊见他还是不信，就让他按照自己的嘱咐去诊视太子，如果听到太子耳朵有鸣响，看到鼻翼煽动，顺着两腿摸到阴部，那里还有余热，那么太子就没有死。官员探查后，果真一切如扁鹊所言，于是赶紧通报了虢国国君，这一消息让皇宫内外都大惊失色，虢国国王亲自来到宫外迎接扁鹊，含着泪说："我久慕先生大名，只是无缘拜见；今日先生路过我这小国，实在是寡人的幸运！有先生救助，太子就能活命，没有先生救助，就只有把他的尸体埋在山沟罢了。"扁鹊进宫之后果然让太子很快清醒过来，那他又是用了什么方法让虢太子"起死回生"的呢？

原来虢太子患的是"尸厥"症（类似今天的休克或假死）。扁鹊在确诊后，就叫弟子子阳磨制针石，在太子头顶中央凹陷处的百会穴扎了一针。过一会儿，太子就苏醒过来。接着叫弟子子豹在太子两胁下做药熨疗法。不久，太子就能坐起来。再服二十天的汤药，虢太子就完全恢复了健康。

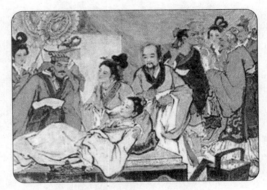

神医扁鹊有"起死回生"之术。

从此以后，天下人都知道扁鹊有"起死回生"之术。而扁鹊却告诉人们，不是他能把死去的人救活，而是病人根本就没有真正死去，他只不过用适当的治疗方法，把赵简子和太子从垂死状态中挽救了过来。

从上面故事中可以看出，在古代人们常常将休克和昏迷看得相当严重，其实不然。昏迷是一种症状，它是由于机体神经系统发生障碍，对外界刺激无法做出反应。休克是各种强烈致病因素作用于机体后，导致循环功能急剧减退，组织器官无法完成正常的循环代谢功能，以至重要生命器官机能出现代谢障碍的全身危重病理过程，它对机体的危害程度远比昏迷要严重得多。昏迷时可能伴随休克，也可能没有休克。

昏迷在医学上有很多临床表现，最为我们熟知的就是在日常生活和影视剧中常见的植物人，他们大脑皮层功能受到严重损害，使机体处于一种不可逆的深昏迷状态，人基本丧失意识活动，但皮质下中枢神经仍可维持正常自主呼吸运动和心跳，保证人体处于正常的代谢循环状态生命特征和正常人基本相同。此种状态在医学上被称为"植物状态"。

休克发生时,患者往往出现皮肤湿冷、出汗、脸色苍白或青紫、表情冷漠、体温下降,并伴随烦躁不安、反应迟钝甚至昏迷。一旦发现患者出现心律加快、脉搏细弱,要特别警惕,这是休克的预兆。有些伤者在送院急救途中表示自己"太困、发冷",其实这往往就是休克的前兆,提示患者症状很危险。

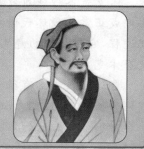

小知识

华佗(公元145年—208年),东汉时杰出的医家,尤以"麻沸散"、行剖腹术和"五禽之戏"闻名于世。

齐桓侯讳疾忌医难解中医辨证论治的奥妙

中医学这一独特的理论体系有两个基本特点，一是整体观念，二是辨证论治。整体是指人体的统一性和完整性；所谓"辨证论治"实质上是中医学认识疾病和治疗疾病的过程。

中医的望、闻、问、切四大诊法中，望诊是进行医疗实践的第一步。透过看人的脸色、皮肤、神色的变化，就能够了解到疾病发生的部位以及轻重程度。扁鹊就是这种诊法的创始人，并准确地预料了齐桓侯的生死。

一天，扁鹊被齐桓侯召见，当他在殿堂之下站立时，无意中瞧了瞧齐桓侯的脸色，觉得他已经患病，就上前说道："大王，您的身体已经出现了生病的预兆，病在皮肤里，如果不早医治，恐怕要加重。"

这个齐桓侯和"春秋五霸"之首的齐桓公尽管称呼上只差了一个字，但气量却没齐桓公那么大度。听到有人无端说他有病，自然很不高兴地说："胡说！我身体好着呢！什么病也没有！"说完，命人将扁鹊赶了出去。扁鹊走了以后，齐桓侯笑着对左右的官员说："医生总是喜欢挑毛病的，明明你没有病，他偏说你有病，好显示他的医术高明！"这也不怪齐桓侯气愤，如果你平时身体无恙，遇到一个医生说你有病，你也会难以接受。

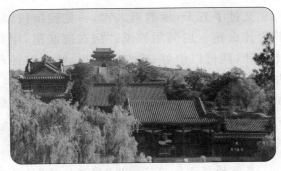

扁鹊庙位于中国河北省邢台市，是一座历史悠久、规模宏伟的古代建筑。自汉至今，历代均有修葺，现存为元代建筑。

过了五天，扁鹊又去看齐桓侯。这次他还是只站着瞧了两眼齐桓侯的脸色，就又开腔了："大王，您的病已经扩散到肌肉里去了，再不治，会更严重的！"齐桓侯这次更没有心情搭理扁鹊了，桓侯心想："你没有经过任何诊断手段，就在堂下瞧了我几眼就断定我有病，这不是荒谬吗？"扁鹊只好再次无奈地离开了。

又过了五天，扁鹊还不死心，他又去看齐桓侯。这次他皱着眉头对齐桓侯说："您的病已经蔓延到肠胃里去了，再不治就危险啦！"齐桓侯还是不理他，他只好又

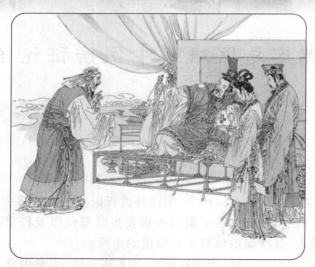

扁鹊用望诊的方法推断齐桓侯的生死。

走了。

又过了五天，扁鹊再入宫，一见到桓侯，转身就跑。桓侯赶忙派人去追，问扁鹊为什么跑。扁鹊回答说："病在皮肤里，用热水一焐，就可以治好；病在肌肉里，扎扎针，就可以治好；病在肠胃里，吃几服汤药，也可以治好；病在骨髓里，那就难办了。现在，大王的病已经深入到骨髓里去了，您想治，我也没有办法了！"齐桓侯听了，还是不大相信，只是笑了笑，就叫扁鹊走了。

五天之后，齐桓侯果然浑身骨头疼痛难忍。这时候，他才相信扁鹊的话是对的，可是已经晚了。没过几天，他就死了。

扁鹊的望诊体现了中医"辨证论治"的原则。所谓"辨证"，就是透过四诊（望、闻、问、切）收集的资料、症状和体征，再透过分析综合、"辨"清疾病的原因、性质、部位以及邪正之间的关系，进而概括、判断为证实为某种性质病症的过程。中医"辨证论治"的过程，实质上是中医学认识疾病和治疗疾病的过程。

在中医临床认识和治疗疾病是既辨病又辨证，并透过辨证而进一步认识疾病。例如感冒可见恶寒、发热、头身疼痛等症状，病属在表。但由于致病因素和机体反应性的不同，又常表现为风寒感冒和风热感冒两种不同的形式。只有辨别清楚是风寒还是风热，才能确定选用辛温解表还是辛凉解表的方法，给予恰当有效的治疗，而不是单纯的"见热退热"、"头痛医头"的局部对症方法。

扁鹊了解人体有腠理、血脉、肠胃、骨髓等组织结构，并且具有层次性，人体

128

感受邪气发病后,疾病的演变也是按这层次顺序由表及里、由轻变重逐渐发展变化的。这一点体现了中医治疗的整体观,中医认为人体是一个有机整体,是由若干脏器和组织、器官所组成的。各个组织、器官都有着各自不同的功能,它们之间分工合作共同决定了机体的健康与否。在人体内部的庞杂系统中,任何病症的产生和引起的反应都会对人的整体产生影响,所谓"触一发而动全身"就是这个道理。

小知识

张仲景(约公元150年—219年),他是中医界的奇才,《伤寒杂病论》更是一部奇书,确立了中医学辨证论治的思想,后人尊其为"医宗之圣"。

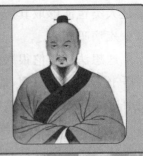

五禽之戏促进身体健康

运动会给身体内的组织输送氧气和营养,可以防止或控制高血压,对胆固醇高低也会产生影响。

华佗是东汉神医,他不但推崇"不治已病,治未病"的重预防思想,还积极倡导健身运动,希望找到一个使人延年益寿的良方。

他每天都早起运动,然后再给人诊病。当坐久了,就会停下手头的工作,伸展一下四肢,活动活动筋骨。他的弟子吴普是个官宦之家的子弟,过着富裕的生活,是位肩不能担、手不能提的阔少爷。有一次华佗带着他出外采药,回到家就病倒了,周身疼痛,连动也不想动了。华佗给他摸了摸脉,发现六脉平和,不像是生大病的样子。于是把吴普叫起来说:"你的体质太差,经不起劳累,这是长期不运动造成的。长此以往,体质会更差,邪乘虚入,到了老年就会百病缠身。"吴普问:"老师,我要怎么做才能使身体健康,减少疾病呢?"华佗说:"你听说过'流水不腐,户枢不蠹'这句话吗?人生病就是因为气血不通造成的。要是经常活动,使得气血畅通,就可以增强体质,减少疾病。那些修仙学道的人,都是经常锻炼身体,活动周身关节,虽然不能长生不老,也活了很大的年纪。"吴普听后,也效仿师父日常开始做各种运动。

过了些日子,华佗外出诊病,归来的路上看到空中有只老鹰展翅翱翔,矫健的身姿十分引人注目。观望之下,华佗联想到草原上的雄鹿、深山里的老虎以及森林里的猿猴和黑熊,不仅感叹道:"这些禽兽体魄强健,又各具特色,真是令人羡慕啊!要是人类也能够取其所长,用于自身,岂不是也可以像它们一样自由健康地生活,减少疾病吗?"

这想法让华佗很兴奋,他开始钻研这五种禽兽的动作特点。经过潜心琢磨,结合医书上的穴脉原理,他创造出一套医疗体操,并命名为"五禽戏"。五禽戏的特点是要求人们模仿虎、鹿、熊、猿和鸟做各种动作。第一种动作是模仿虎的前肢扑捉的姿态;第二种动作是模仿鹿伸扬头颈的姿态;第三种动作是模仿熊侧卧的姿态;第四种动作是模仿猿的脚尖纵跳的姿态;第五种动作是模仿鸟的双翅飞翔的姿态。

模仿这五种动物姿态,可以促进血液循环,使周身关节、脊背、腰部、四肢都得到舒展,进而使体质衰弱的人体魄健壮起来,使患病的人加速康复的进程,使年迈的人容颜焕发,精神旺盛。

"五禽戏"受到了人们的欢迎,不少体弱多病的人专门前来学习,坚持一段时间后,体质均得到明显改善。有一位胃肠不好的人,经常腹泻,服用多种药物也不见效。自从做了"五禽戏",几个月后竟完全康复。这些消息不胫而走,"五禽戏"在许昌一带普及开了。

据史书记载,吴普依照"五禽戏"坚持锻炼,活到90多岁,仍然"耳聪目明,牙齿完坚",很好地体现了"五禽戏"的健身功能。华佗把锻炼放在首位,是对人类健康事业的一大贡献,他提出"生命在于运动"的思想,至今对人类的保健都起着积极的指导作用。

"医学之父"希波克拉底曾说过:"阳光、空气、水和运动,这是生命和健康的源泉。"运动对健康的重要性,以及促进健康的理念已经成为现代人的共识。

俗话说"水不流就臭,刀不磨就锈",人体就如一部机器,各个部件都需要进行时常维护,才能保证整部机器的正常良好运转。适量的运动可以有效提高机体的心肺功能,增强对各种外部环境的承受能力。

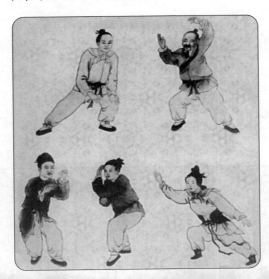

华佗"五禽戏"图。

参加运动时，人体的新陈代谢频率加快，机体会适量出汗，汗液的排出可以适时地带走体内堆积的各种有机废物，净化机体的各项功能，所以运动结束之后人往往会感到浑身轻松、心情舒畅，人在锻炼之后食欲会有所提高，睡眠质量也会得到改善，所有这些对舒缓压力、保持良好心态、增进心理健康都是大有益处的。

　　运动还能促进大脑分泌出一种可以支配人心理和行为的肽类，这种肽类有消除烦恼、不安、寂寞、自卑等不良情绪的神奇作用。

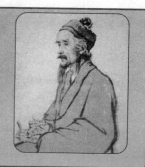

小知识

　　皇甫谧(公元 215 年—282 年)，西晋著名医家，其著作《针灸甲乙经》是中国第一部针灸学的专著。

从蜘蛛结网学会用绿苔治蜂毒

蜂毒除了含有大量水分外,还含有若干种蛋白质多肽类、酶类、组织胺、酸类、氨基酸及微量元素等。这些物质进入人体后,不但作用于皮肤组织,引起肿胀、发热等局部症状,还会阻断神经节、抑制呼吸、产生溶血作用,进而危及生命。

神医华佗不仅善于从自然界中禽兽的行为上领悟出对人类身体健康有益的锻炼方法,而且还很乐于从这些禽兽身上汲取"医学"经验,寻找治疗疑难病症的有效药物。

这天,华佗和徒弟吴普前去行医,途中,他们见一位女子趴在路边痛哭不止。华佗认为她可能是生病了,就走上前去询问。没想到一看之下,师徒两人不由得倒退了两步,原来这位女子并非生病,而是被路旁的马蜂螫了,整个脸全肿了起来,模样十分骇人。

吴普忙问:"师傅,这可怎么办?我们没有带治疗蜂毒的药啊!"华佗想了想,看着不远处一个茅房,说:"你到那后边阴暗的地方去寻些绿苔。"

"绿苔?"吴普不解,可也来不及多问,遵照师父吩咐去了。

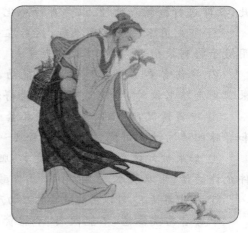

华佗采药图。

不一会儿,吴普捧着一大把绿苔回来了。华佗也不说话,抓起绿苔揉碎,然后轻轻敷在那位女子的脸上。说也奇怪,一敷上,女子就说:"好凉爽,不痛了。"

华佗嘱咐她,以后天天用绿苔敷面部。女子按照华佗叮嘱敷药,几天后蜂毒完全消退,病情好转了。

这件事让吴普很感好奇,他不明白绿苔为何能治疗蜂毒?于是华佗对他讲述自己发现绿苔治疗蜂毒的经过。

有一年夏天,华佗在屋巷口纳凉,抬头看到一只大蜘蛛在网边探头探脑地张望。不一会儿,传来一阵嗡嗡的声音,有只马蜂一头撞进了蜘蛛网里,翅膀被结结实实地黏在网上，越是挣扎黏得越紧。大蜘蛛飞快地爬过去，伏在马蜂的身上就咬了一口。马蜂自然不甘心束手就擒，当即回敬了蜘蛛一下——螫得蜘蛛缩成一团，一个跟斗就栽在了地上。华佗叹了口气，心想："完了，人被马蜂螫一下都疼痛难忍，一只小小的蜘蛛，会不会因此丧命？"正在叹息间，只见肚皮红肿的蜘蛛慢慢爬到水缸旁的一块石头上。石头上长满了青苔，蜘蛛把肚子在青苔上磨擦起来。没多久，蜘蛛的肚皮竟然神奇地消肿了，它就像没事一般又顺着丝爬上网。华佗非常疑惑，更专注地观察起蜘蛛来。消毒之后，蜘蛛继续对马蜂展开了攻击。这一回，马蜂肚子里毒水放尽了，再螫蜘蛛也不怕了。蜘蛛扑上去趴在马蜂身上，大吃大嚼了一顿。就这样，马蜂成了蜘蛛的美食。

一直关注它们争斗的华佗恍然明白，马蜂毒属火，绿苔属水，水能克火，所以绿苔能治蜂毒。于是，他据此推想出了用绿苔治蜂毒的验方。

生活中，人们经常会遇到被蜈蚣、蝎子、蜂、毒蜘蛛等毒虫咬螫伤的情况。因此，立即进行抢救和处理，以免毒性恶化、加重病情，是十分必要的。

① 可先用冰块或凉水冷敷，然后在伤口处涂抹氨水。如果被蜜蜂螫了，应先用镊子将刺拔出，然后再抹氨水或牛奶。

② 受伤者要立即坐下来，不要乱动，因为活动会促进毒液扩散，加重中毒。如果需要走路求救时，要慢慢走，因为走得越快，血液循环越快，毒液扩散也越快。

③ 中毒情况严重的，要用布条扎紧伤肢近端 2～10 公分处，防治毒液延淋巴和静脉回流。注意每隔 30 分钟放松 1～2 分钟，以免造成缺血坏死。

④ 如果被蛇咬伤，要立即用清水、肥皂水冲洗伤口，去除周围黏附的毒液，条件允许的话，用双氧水或 1：5000 高锰酸钾溶液冲洗，效果更好。

⑤ 视中毒情况，可以用消过毒的刀切开中毒伤口，使毒液流出，并取出残留的毒牙。

中毒者需要注意，不能饮酒，不能食用易引发感染的食物，防止毒性扩散，病情加重。另外，还要立即到医院进行处理，外敷内用药物，去除毒素，保证康复。

小知识

葛洪（公元 284 年—364 年），东晋著名的医学家，著有《抱朴子》《肘后备急方》《西京杂记》等。他是免疫学萌芽思想的发明人，又是最早认识天花、恙虫病、脚弱症等疾病的医生。在炼制丹药的过程中，涉及几十种药物，并记述了一些化学反应的可逆性及金属的取代作用，被尊为化学之鼻祖。

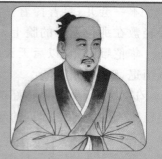

华佗驱虫驱出寄生虫病防治问题

寄生虫病是一些寄生虫寄生在人和动物的身体里所引起的疾病。

陈登，三国时江苏涟水人，曾先后得到徐州牧陶谦和宰相曹操的赏识，因向曹操面陈击破吕布的计谋，深得曹操嘉许，被任命为广陵（今江苏省扬州市北）太守。身为江苏人的陈登非常喜欢吃河鲜，尤其是生食或半生食各类河鲜。

有一段时间，陈登脸色赤红心情烦躁，他的属下告诉他："华佗就在广陵，大人何不请他诊治？"陈登早就听说华佗的医术高超，急忙命人去请他。

华佗为陈登诊治一番，请他准备十几个脸盆。陈登不解，只好照办。随后华佗煎了两升药汤，让他先服下一升，过一会儿全部服完。大约一顿饭的工夫，陈登吐出了三升左右还在蠕动着的寄生虫，半截身子还连在未消化的生鱼片上。呕吐完后他的痛苦也随之消失。

华佗解释说："这些虫子原本寄生在鱼的身体里，大人在食用时没有经过充分的加工，导致吃到肚子里后，它们仍然存活并渐渐长大，您的病痛都是由于它们在您肚中捣乱所致。"华佗还告诉陈登，这个病3年后还会复发，嘱咐他到时再来取药。三年后陈登病情果然复发，华佗因为外出未能供药，陈太守真应了华佗说的话，不治而亡。

还有一次，华佗在行路时看见一个人得了梗食病，就是患病者很想吃东西却又无法吞咽，眼看病人日益消瘦，家里人急忙用车拉着他，打算去看医生。路过的华佗听到他的呻吟声，就让他们停下车来，看了他的情况。

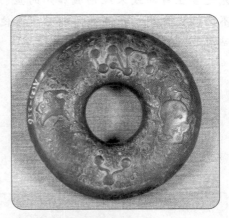

串铃，也叫"虎撑"或"虎衔"，过去的行医卖药者都视其为护身符。

然后对他们说："刚才路旁有个卖汤面的铺子，他们用蒜叶淹渍的黄薤菜水很酸，你们向店主要三升来，把它喝了，病就能好了。"于是他们就按华佗说的去做，病人喝下后立刻吐出一条像蛇一样的寄生虫来。他们把寄生虫悬挂在车子旁，要去拜谢华佗。华佗还没回家，有一个儿童在门前玩耍。迎面碰见来客，便自言自语地说道："他们已经遇到我爸爸了，车边挂着的东西就是证明。"病人进屋坐下，果然看到华佗家北面的墙上正挂着这类虫，大约有几十条。

寄生虫病根据传染途径一般可分为两种类型，它们可能透过排泄物接触感染，称为土源性寄生虫；或透过食用这些寄生虫感染的食物进入机体，被称为食源性寄生虫。

土源性寄生虫一般只寄生在人体的肠道内，吸食人体的营养。而食源性寄生虫都寄生在人体的各个器官内，并随着人体的血液和体液在身体内游走，引起各种疾病，对人体器官造成的危害十分严重。如肝吸虫寄生在人类的胆道中，阻塞胆管，严重的会引发肝硬化、肝腹水，并转化成癌症。

俗话说"病从口入"，在我们的日常饮食中应如何"管好自己的嘴"，就成为预防寄生虫病的重中之重。在进餐中一定要对蛋白质、脂肪等煮熟后再食用，这样既利于营养物质更好地被人体所吸收，也能避免食物上的病菌带来的肠道传染病。要避免感染寄生虫病，唯一的办法就是不要吃"生"食。

寄生虫很容易被"热死"，一般而言只要煮熟、煮透之后就可以放心食用。只要食物的中心温度在 90℃ 以上保持 5 分钟，基本上可以杀灭全部寄生虫。我们要避免进食生鲜的或未经彻底加热的鱼、虾、蟹和水生植物；不喝生水，不吃生的蔬菜；不用盛过生鲜水产品的器皿盛放其他直接入口食品；加工过生鲜水产品的刀具及砧板，必须清洗消毒后方可再使用。

小知识

孙思邈（公元 581 年—682 年），隋唐时期伟大的医药学家，被尊称为"药王"，著有《备急千金要方》和《千金翼方》。

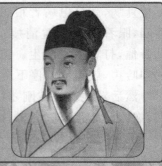

三试青蒿治愈黄痨

黄痨，即黄疸，俗称黄病，是一种因人体血液中的胆红素浓度增高所引起的皮肤、黏膜和眼球巩膜等部分发黄的症状。

中药治病时，医生对何时施用何种药物非常讲究，相传名医华佗曾经遇到过这样一件事。有一个人患了黄痨病，全身皮肤橙黄，双眼深陷，瘦得只剩皮包骨了。看了很多郎中，吃了很多药，家里仅有的一点钱都花在这病上，依然没有好转。这天，他听说华佗路过他们村，给不少长期患病的人看好了病，于是也拄着拐杖，内心充满希望地找到华佗，恳求说："先生，你是神医，是我最后的希望了，我这病看了许久都没大夫看得好。请您一定给我好好瞧瞧。"华佗不用号脉，单从病人的表象就看出了他所患的病，不过他也无能为力，因为当前还没找到医治这种病的药物，所以华佗也只能遗憾地告诉病人："我也没办法医治你。"

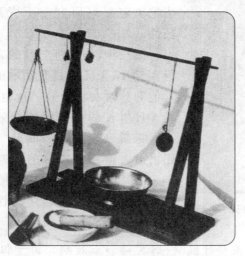

戥子，一种小型的杆秤，学名戥秤，旧时中医专门用来称量贵重药品的精密衡器。因其用料考究，做工精细，技艺独特，也被当做一种品味非常高的收藏品。

过了一段时间,他再见到这个病人时,发现病人满脸红润,身体也变得强壮起来,原来的黄疸病竟然痊愈了。这让华佗感到万分惊奇,他忙问病人服了什么药物?病人说:"没有,当时病得厉害,家里又穷,只好随便吃了一种家门口常见绿茵茵野草充饥,没想到病竟然好了。"

绿茵茵的野草?华佗连忙验看,发现原来是遍地都有生长的青蒿。这种青蒿是一种在村边、路旁、田野中很常见的野草,与我们现在饭桌上经常吃的"茼蒿"都属于菊科蒿属,但由于青蒿味道略苦,因此百姓平常并不拿它作为饭桌上的蔬菜。华佗到野地里采集了青蒿后,开始为其他黄疸病人试服。然而,这些病人服用后治疗效果并不理想。这是怎么回事呢?华佗细细思索,想到了一个问题,又去问已经痊愈的病人:"你服用的是几月生长的青蒿?"病人回答:"是三月的。"华佗恍悟:"三月阳气上升,百草发芽,也许这个时候生长的青蒿才有药力啊!"

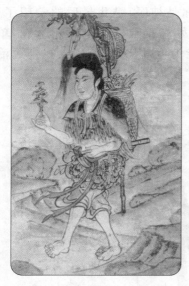

传说中,神农氏是中药的发明者。

第二年三月,华佗又采集了许多青蒿制成药物为黄疸病人治病。果然,这些病人服药后,一个个都康复了。但等到过了三月,华佗再去采集青蒿,依旧对病人没有了任何功效。面对这个现象,华佗决定好好研究一下青蒿在不同生长期内的药性。

第三年,华佗将三月的青蒿根、茎和叶分别进行实验,结果证明只有幼嫩的茎叶可以入药治病,其他部分对病状无效。这也是为何青蒿只有在阳春3月生长的季节医治功效才明显。据此,华佗为这味新发现的中药取名"茵陈",并编了一首歌谣供后人借鉴:"三月茵陈四月蒿,传于后人切记牢。三月茵陈治黄痨,四月青蒿当柴烧。"华佗三试青蒿草,最终确定其药性的故事也就广为流传了。

黄疸症状常见于某些肝脏病、胆囊病和血液病。由于胆红素是人胆汁中的主要色素,呈橙黄色。它是血液中红血球自然代谢的主要产物,有毒性,可对大脑和神经系统引起难以恢复的损害,而肝脏是人体的主要解毒器官,它可以将胆红素转化并随胆汁进入消化系统,最后排出体外。因此,一旦肝脏发生病变,胆红素不能正常转化代谢,就会产生黄疸症状,并引发人体部分器官变色发黄。

在生活中,新生儿由于生理原因,许多不需要特殊处理就可以自行消退。但是成年人如出现这种黄疸症状,一般可以断定是肝脏发生了疾病,如胆汁性肝硬化、酒精性肝病、黄疸性肝炎;也可能是胆道功能出现了问题,如胆囊炎,胆道结石。

黄疸病人除了接受常规治疗外,要特别注意饮食,宜清淡,勿嗜酒,勿进食不洁之品及辛热肥甘之物。还要注意休息,保持心情舒畅。黄疸病一般具有传染性,应多加注意。

小知识

王冰(公元 710 年—804 年),号启玄子,曾任唐代太仆令,历时 12 年,写成《黄帝内经素问王冰注》,为现存《素问》的最古版本。

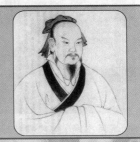

乌鸡白凤丸普及中药常识

中药主要起源于中国，除了植物可以入药外，很多动物，比如蛇胆、熊胆、五步蛇、鹿茸、鹿角等，也是中药；还有甲壳类如珍珠、海蛤壳，矿物类如龙骨、磁石等都是用来治病的中药。

有一年，华佗在徐州行医，他的母亲思子心切，不顾年迈体弱，让侄子用车子推着她从老家来到徐州。母子相见后，华母拉着儿子的手说："你学医治病，救了很多穷苦人，母亲很欣慰。现在我已经老了，又身患重病，想在临死前见你一面，这才让你堂兄把我送来。如今见到你，我也就安心了。"

华佗听了这话，想到自己行医多年，却不能诊治自己的母亲，很伤心。他含着泪水为母亲仔细诊察一遍，只觉脉沉迟无力，生命危在旦夕。华佗立即为母亲煎熬人参汤，喂其服下后，华母略有好转。可是华母病情危重，人参汤已不能解救她了。她清楚自己的病情，对华佗说："我知道自己不行了，死在外面多有不便，让你堂兄把我送回去吧！"

华佗见此，只好对母亲说："您抱病前来探望儿子，儿子未能尽孝，心里实在难过。先请堂兄送您回家，儿子这里还有几个病人，我安排一下后，随即回家侍奉您。"华母有气无力地说："你不要顾虑我了。行医救人不能耽误了病人的病，这是做医生的道德。"

临行前，华佗悄悄对堂兄说："我母亲病情危重，六脉欲绝，可能不出三天就要去世。我准备了人参汤和急救药，路上代茶饮用，可防中途故去。请你一定小心照顾，我随后即赶回去。"

就这样，华佗含泪送别母亲，随后将病人一一安排妥当。第二天一大早他就踏上回乡的路。一路急奔，一天后华佗回到家中。他推开房门时，所见一幕不由让他大吃一惊。母亲不但

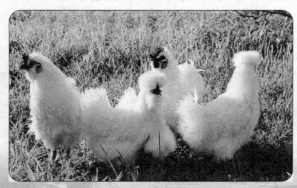

中医所推崇的名贵食疗珍禽——乌骨鸡。

没有去世，反而好转许多，正坐在床上与人交谈。

华佗又惊又喜，侍奉母亲休息后，找到堂兄问道："这是怎么回事？路上发生什么事了吗？"他不明白母亲为何突然好转，这与自己的诊断大相径庭，难道是自己诊断有误？

堂兄想了想说："也没什么事。不过我们回来时走得慢，那天晚上住在了一个小庄上。庄上只有九户人家，晚饭时，我从一户人家里买了一只公鸡熬汤，把带来的人参汤和急救药放在鸡汤里，让婶娘喝了一碗。半夜时又给她喝了一碗，第二天早上，婶娘感觉好了不少，就把剩下的鸡汤全部喝了。回到家，老人家病情就恢复了。"

华佗忙问："你买了只什么样的鸡？"

堂兄回答："那只鸡白毛、凤头，皮肉都是黑的，当地人称作乌鸡。"华佗心想，难道是这只鸡起了作用？于是他想办法又买了几只乌鸡，按照原法煮给母亲喝。不久，母亲的病彻底康复了。华佗大喜，用此法医治好了不少患有同样病症的病人。他将此汤命名"九户鸡汤"，记在《青囊经》里。

后来，人们根据华佗的汤方用乌鸡配合其他药品制成丸药，专治妇科病，这就是乌鸡白凤丸。

从华佗发明乌鸡白凤丸的故事中，我们可以学习到一些关于中药方面的知识。

中药已经有几千年的历史了，汉代的《神农本草经》、唐代的《新修本草》和明代的《本草纲目》都是中药学上熠熠生辉的明珠。透过长期的尝试研究，中医整理出了包括植物、动物和矿物的8 000余种药材，在保障国民健康和民族繁衍方面有不可忽视的作用。

在临床上，中医讲究"整体调理、辨证施治"，用药也有"君、臣、佐、使"等讲究，就是让人们使用中药时注意区分个体差异和时间差异。比如，中药栀子有清三焦之火的用途，但一些人服后可出现腹痛，少数可见腹泻，这部分人在停药后大多会自行舒缓。如果病人必须服用栀子时，可为其加理气止痛、健脾止泻的中药或改服炒栀子，则可消除其副作用。大多数中药宜趁温服下，发汗药须热服以助药力，而清热中药最好放凉后服用。

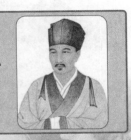

小知识

钱乙（公元1032年—1113年），宋代著名儿科医家。他撰写的《小儿药证直诀》，是中国现存的第一部儿科专著，后人尊其为"儿科之圣"、"幼科之鼻祖"。

141

麻沸散——最早用于麻醉的药物

麻醉，就是用药物或非药物使病人整个或部分机体暂时失去知觉，以达到无痛目的，多用于手术或某些疼痛的治疗。

麻沸散是中国最早的外科麻醉药物，由华佗发明。而关于麻沸散的发明过程还有个让人悔恨不已的故事：

有一次，华佗到乡下行医，碰到一个患奇怪病症的人。此人瞪着眼，牙关紧闭，口吐白沫，紧握拳头，躺在地上一动不动。华佗上前看了看他的神态，按按脉搏，又摸摸额头体温，发现一切正常。又询问病人曾经得过什么疾病，病人的家人说："他身体一直都很健壮，很少得病。今天误吃了几朵臭蒲茄，才出现了这样的症状。"臭蒲茄，就是臭麻子花，又叫洋金花，也叫曼佗罗。

华佗在外面采了些臭蒲茄花，用鼻子闻了闻，又摘了朵花放在嘴里尝了尝。顿时觉得头晕目眩，满嘴发麻！华佗透过亲身试验摸清了病人得病的原因，就对症下药，用清凉解毒的办法把病者救了过来。华佗临走时，为了继续研究带走了一捆连花带果的臭蒲茄，回来后，他脑子里每天都反复思索着关于臭蒲茄毒性的种种疑问。为了揭开这些疑问，他开始亲身试验它的药性，他先尝叶，后尝花，然后再把果根咀嚼。试过一番后，他发现果实的麻醉效力最好。华佗又到处走访了好多医生，收集了一些有麻醉性的药物，经过多次不同配方炮制，终于把麻醉药试制成功了。

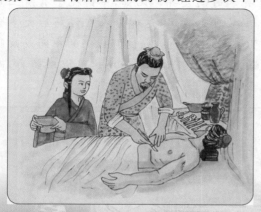

神医华佗为患者实施开腹手术。

他还发现，把麻醉药和热酒配制，麻醉效果更好。但在试验中却发生了一个让他悔恨终身的事情，他的儿子沸儿不幸误喝了制好的麻醉药，等他发现的时候，孩子幼小的生命再也不能挽回。华佗非常悲痛，为了纪念自己的孩子，就将这麻醉药命名为"麻沸散"。"有了麻沸散，治病如神仙"，从此华佗可以开刀做外科手术，他的医术更高明了，后世尊华佗为"外科鼻祖"。

华佗的这个发明绝非偶然，因为

他生活的时代是东汉末年三国时期,在战争时代,必然有许多伤残事故。由于缺乏麻醉药,外伤病人在手术过程中十分痛苦。华佗为了解除人民的疾苦,透过这次偶然的机遇启发,再加上他刻心钻研医学古籍,勇于实践,结合自己的临床经验,创造了麻沸散。这个由几种具有麻醉作用的药物组成的复方,经过长期的实践证明,确实具有良好的麻醉效用。此后这方法在古代外科手术中广泛使用。据记载,华佗曾用酒服麻沸散做过肿瘤切除、胃肠吻合等手术。

非常可惜的是,自华佗去世后,麻沸散的配方就不幸失传了,历代的史书上都没有明确的记载,以至它的药物组成至今还是一个谜。

麻沸散,是世界上最早用于手术的麻醉药。在此后的人类历史上,能真正应用于外科手术的麻醉药物少之又少。

在人类尝试各种方法实现无痛外科手术的历史中,曾有过两次极为大胆的尝试。很早以前,欧洲人采用放血使病人休克,然后再进行手术的方法。但这种方法非常危险,很难控制血液释放的多少,一旦血放多了,病人就永远醒不过来。即使病人没有死去,也因手术前大量失血,造成身体极度虚弱,难以恢复健康。1798年,一位年轻的实验员偶然吸了几口名为一氧化二氮、无色有甜味的气体后,不由自主地大声发笑起来并过了好久才安静下来。因此,这种气体被称为“笑气”。气体的奇妙效应引起了一位牙医的注意。透过试验他发现,这种“笑气”还具有麻醉功能,于是它被作为麻醉剂引入医院,然而,由于气体会使患者狂笑影响手术的进行,所以“笑气”在麻醉史上仅仅是昙花一现。直到1848年美国人穆尔顿开始用乙醚做麻药,现代西方医学才有了运用麻醉技术的纪录。现今,乙醚和氯仿是全身麻醉最常用的麻醉剂。

在外科手术中麻醉的成功与否很大程度决定了手术能否顺利进行,因此受到医学界的特别重视。

小知识

张从正(约公元1156年—1228年),他扩充了汗、吐、下三法的运用范围,形成了攻邪治病的独特风格。被后世称为金元四大家之一,又被称为“攻下派”的代表。著有《儒门事亲》。

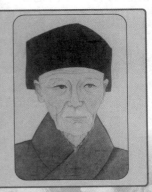

关公"刮骨疗毒"的一点疑问

> 手术，就是为医治或诊断疾病，以刀、剪、针等器材在人体局部进行的操作，是外科的主要治疗方式。

大家熟悉的《三国演义》里有一回讲述了华佗为关羽刮骨疗伤的情节，千百年来关云长饮酒弈棋，刮骨疗毒的大丈夫气概让中国老百姓由衷钦佩，华佗高超的医术也深受人们赞颂。

故事大家都已很熟悉，但在这惊心动魄的外科手术背后似乎还隐藏了一个让人费解的疑问！华佗是中国最早麻药"麻沸散"的发明人，对于这样一个重要的外科手术，华佗为何没有想到使用自己发明的得心应手的麻醉药，却让关公身受生割活刮之苦？

三国初期，有一次，关羽与曹操在樊城相战，右臂被毒箭射中，伤口渐渐肿大，十分疼痛，竟至不能动弹。关羽遍请名医为其诊治，却始终不见疗效，为此，他和他的将士们非常忧虑。这天，他们又在议论箭伤之事，却听部下来报，说医生华佗求见。

关羽知道华佗是名医，赶紧说："请进帐来！"华佗进帐后，关羽忙对他说："先生如果能治好我的胳膊，我将感激不尽！"

华佗说："我早就听说将军威名，今天来就是为您治病的。"

听到这里，关羽和将士们都很高兴，有人大声说："先生要是有什么好办法，就赶紧为将军医治吧！"

华佗说："办法倒是有，只是担心将军忍受不了疼痛。"

关羽一听，笑着说："我久经沙场，出生入死，千军万马都不怕，疼痛有什么了不起。"

华佗说："那就好。将军中的箭是乌头毒箭，现在毒已入骨。我准备在房梁上钉上一个铁环，把您的右臂伸进铁环中去，再把您的眼睛蒙上，然后给您动手术。"

第二天，关羽设宴犒劳华佗。饮宴完毕，他一边和谋士对弈，一边袒胸伸出右臂，请华佗为其治伤。华佗为关羽的英雄气概震慑，也不含糊，抽出消过毒的尖刀，割开关羽胳膊的皮肉，直到见骨。此时骨头已变成青色，毒伤很深。只见他用刀将骨头上的箭毒刮净，一点不留，然后取针线缝合皮肉，复原后，敷药包扎。整个手术过程干净利落，十分成功。而关羽强忍疼痛，始终没有喊出一声来。

手术完毕，关羽站起来对华佗说："现在我的右臂不痛了，您真是妙手回春啊！"

从医治过程来看，华佗始终没有提及自己的神奇药物"麻沸散"，对于关羽为人华佗无疑是万分钦佩的，于公于私他都不应该让关羽遭此苦痛，也许是为了凸显关羽的英雄气概？也许是关羽受的伤较轻并不需要使用"麻沸散"这种高级药物？

以上的种种只是对此疑问诸多猜想中的部分，关于故事中存在的疑问还需读者慢慢破解，但华佗外科医术的高明和他作为中国外科医学的鼻祖地位，却丝毫不被世人怀疑。

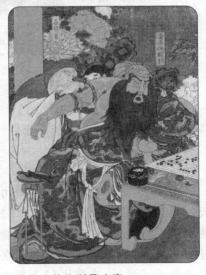

华佗为关公刮骨疗毒

华佗使用手术治疗疾病在世界医学史上是一次伟大的创新，领先于西方1000多年。在欧洲，一直到了中世纪，由于手术操作污秽而受到轻视，一般的外科手术都由理发师进行。著名的理发师兼外科医生帕雷在战伤处理中，用软膏代替沸油处理火器伤，取得了很好的疗效；他还用结扎法取代烧灼法进行止血；创制过假手、假脚等，经由他的带动，西医才开始逐步提高手术在外科中的地位。

手术的分类有很多种，按学科可分为普通外科手术、骨科手术、泌尿系手术等。按病情的急缓，分为择期手术、限期手术、急症手术等。按为达到治疗目的而进行的手术次数，分为一期手术、分期手术。按手术目的，分为诊断性手术、根治性手术、姑息性手术。按污染情况分为无菌手术、污染手术、感染手术。

手术一般都会对身体造成开放式的损伤，因此术后护理显得十分重要。另外，还要特别注意观察病人有无术后并发症。

小知识

刘完素（公元1110年—1200年），金元四大家中的第一位医家。著有《素问玄机原病式》《宣明论方》《素问病机气宜保命集》《三消论》等。

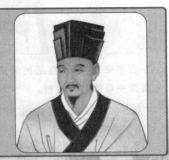

小水獭用紫苏巧治食物中毒

食物中毒是指人体摄入了含有生物性、化学性有毒有害物质后或把有毒有害物质当做食物摄入后，所出现的非传染性急性或亚急性疾病，属于食源性疾病的范畴。

一天，名医华佗路过一条河边，天色已晚，他投宿到附近店家，并在那里饮酒吃饭。碰巧有一群年轻人正在店里比赛吃螃蟹。很快地，吃空的蟹壳就堆了一大堆，他们还不肯停手，你叫我嚷地继续比赛。华佗知道螃蟹性凉，吃多了会闹肚子，就过去劝阻他们："螃蟹不宜多吃，吃多了对身体不好，还可能危及生命，你们还是不要比赛了。"可是，这群年轻人根本不听劝告，他们还说："小小的螃蟹还能危及生命？你太危言耸听了！"于是起哄赶走了华佗，依然大吃不止。

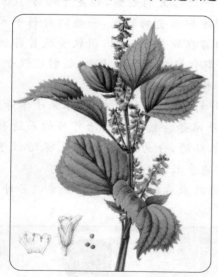

千百年来，紫苏一直是民间用于治疗鱼蟹中毒的常用药材。

夜里，华佗和那群年轻人都在这家酒店住下了。半夜时分，就听那群年轻人大喊肚子痛，有的痛得在地上打滚，有的痛得虚汗直淌。华佗听到呼救声，赶紧过去查看，他发现这群年轻人食物中毒了。当时还没有解救这种疾病的良药，华佗十分着急。

他脑子里快速思索着，忽然一件事情映现眼前：有一次，他去采药时，见到一只小水獭误吞了一条鱼，肚子撑得像鼓一样，硬邦邦的。小水獭一会儿下水，一水儿上岸，看起来非常难受。华佗一直目不转睛地观察着，看到小水獭后来爬到岸上，寻觅了一些紫色的草叶吃，不久，小水獭的肚子不再饱胀，轻松地走了。

现在，华佗想起此事，立即联想到紫色的草叶能解鱼毒，一定也能舒缓蟹毒。他立刻让徒弟吴普去河边采了些紫色的草叶，并亲自熬煎成汤喂那些年轻人服下。过了一会儿，几个年轻人肚子的疼痛减轻了，舒服了很多，他们这才知道救命之人乃是名医华佗。他们一个个对着华佗拱手称谢，对他的医术赞不绝口。

　　后来，华佗想到这种解毒的草药还没有名字，但是能给服用的人带来舒服的感觉，就叫它紫舒。由于字音相近，又属于草类，后人就把它叫做了紫苏。

　　通常，食物中毒都是在不知情的情况下发生的。它的特点是潜伏期短、突然暴发，多数表现为肠胃炎的症状，并和食用某种食物有明显关系。由细菌引起的食物中毒占绝大多数，其发病一般在就餐后数小时，呕吐、腹泻次数频繁。

　　针对引起中毒的食物以及服用的时间长短，立即采取应急措施，主要包括催吐、导泄、解毒几种方式。由于呕吐、腹泻造成体液的大量损失，会引起多种并发症状，直接威胁病人的生命。这时，应大量饮用清水，可以促进致病菌及其产生的肠毒素的排除，减轻中毒症状。

　　引起食物中毒的食物很多，包括以下几类：致病菌或受其毒素污染的食物；有毒化学物质污染的食物；本身含有毒素的物质，如毒蕈；由于加工、烹调方法不当，没有去除毒素的食物，如河豚、木薯；由于储存不当产生毒素的食物，如发芽蕃薯。

　　同时，还要注意了解食物习性，合理搭配，以防造成不必要的中毒发生。比如鸡蛋与豆浆、萝卜与橘子、柿子与白薯、牛奶与巧克力、羊肉与西瓜、香蕉与芋头、松花蛋与红糖、豆腐与蜜糖、黄瓜与花生、芥菜与兔肉、狗肉与绿豆、柿子与螃蟹，它们之间是相克的，因此均不宜同食。

小知识

　　李杲（公元 1180 年—1251 年），中医"补土派"代表人物。师从张元素，尽得其传而又独有发挥，形成了独具一格的脾胃内伤学说。著有《脾胃论》《内外伤辨惑论》《活法机要》《东垣试效方》等。

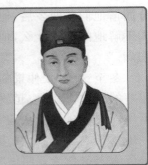

饺子的发明是为了疾病预防

预防医学是以人群为主要研究对象，按照预防为主的卫生工作方针，从群体的角度探索与人类疾病和健康相关问题（如社会、心理、环境等因素与疾病和健康的关系），预防疾病的发生，控制疾病的发展及促进健康的一门科学。

张仲景是伟大的医学家，中医学的奠基人。他不仅医术高明，能够医治各种疑难杂症，而且医德高尚，不论病人是穷是富，都认真施治，挽救了无数人的性命，被尊称"医圣"。但他是中国最著名食物"饺子"的发明者，似乎却并不为人所知。

张仲景生活在东汉末年，当时社会动荡，战祸频繁，百姓流离失所，造成瘟疫流行。在张仲景的家乡南阳也接连发生了几次大瘟疫。他的家族原本有二百多口人，在疫病的肆虐下，短短 10 年间就夺走了 2/3 族人的生命，其中有 70% 的人死于伤寒。

亲眼目睹一幕幕家破人亡悲惨景象的张仲景，决心要制服伤寒这个残害百姓生命的瘟神。他埋头钻研了《内经》《八十一难》《阴阳大论》等古代医学专著，博采众长，在临床实践中不断检验摸索。经过数十年呕心沥血的研究，终于写成了《伤寒杂病论》这一部具有划时代意义的临床医学名著，饺子就是在他制服伤寒的过程中的偶然发明。

有一年，张仲景在长沙做官，当地瘟疫流行，许多人死于非命。张仲景就在衙门口架起大锅，舍药救人，得到百姓们爱戴。后来，他听说家乡南阳也流行瘟疫，于是辞官回乡救治乡亲。一路上，他看到许多穷苦百姓忍饥挨饿，耳朵都冻烂了，十分同情他们。回乡后，他命令弟子们在南阳东关的空地上搭起棚子，架起大锅。夫人不解地问他干什么，他回答说："让穷人吃饱穿暖我做不到，但我可以为他们治好伤病。"

冬至这天，张仲景临时搭建的医棚开张了。他和弟子们买来许多羊肉、辣椒和驱寒的药材，全部一起放入大锅中烧煮。烧开后，把这些东西捞出来切碎、拌馅，然后用面皮包成耳朵状的"娇耳"，下锅煮熟，分给前来乞药的穷人。每人两只娇耳，一碗汤。吃下去后，很多人立即感到浑身发热，血液通畅，两耳温暖起来。张仲景告诉大家这个汤就叫做"祛寒娇耳汤"。病人服用一段时间后，烂耳朵都有所好转。

张仲景舍药一直持续到大年三十，这天，人们庆祝新年，也庆祝烂耳康复，就效仿娇耳的样子做成过年的食物，并在初一早上吃。人们称这种食物为"饺耳"、"饺子"或"偏食"，在冬至和年初一吃，以纪念张仲景开棚舍药和治愈病人的日子。"冬至不端饺子碗，冻掉耳朵没人管"也成为在中国百姓中流传至今的一句俗语。

从现代医学的观点来说，张仲景发明饺子属于预防医学范畴。

预防医学与临床医学不同之处在于它是以人群为对象，而不是仅限于以个体为对象。医学发展的趋势之一，是从个体医学发展到群体医学，今天许多医学问题的真正彻底解决，不可能离开群体和群体医学方法。预防医学的任务是面向医学的未来，从战略的高度考虑人类的疾病和健康问题。

在我们的生活中，肠病毒、登革热、SARS、流感、食物中毒事件、减重食品、健康食品、肥胖儿童、自杀现象，甚至如精神病患开车冲入总统府等等，都可算是预防医学所关心的问题及范围。SARS、流感让全球笼罩在一片恐慌之中，也让预防医学受到新一波的考验，不少民众也因此对预防疾病有了更深一层的认识，也了解到健康与公共卫生的重要。

《伤寒论》是一部阐述多种外感疾病的医学专著，东汉张仲景撰于公元 3 世纪初。

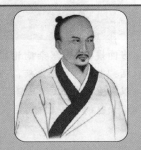

小知识

朱震亨（公元 1231 年—1351 年），金元四大家之一。创立了有名的"阳常有余，阴常不足"及"相火论"学说。著有《格致余论》《局方发挥》《金匮钩玄》《本草衍义补遗》等。

张仲景巧用蜂蜜灌肠法

灌肠法，指的是用导管自肛门经直肠插入结肠灌注液体，以达到通便排气的治疗方法。灌肠可以起到刺激肠蠕动，软化、清除粪便，并有降温、催产、稀释肠内毒物、减少吸收的作用。此外，还可以达到供给药物、营养、水分等的治疗目的。

著名医圣张仲景年少时曾跟随远房的伯父张伯祖学医，由于他天资聪颖，博览群书，善于学习吸收各种特长，进步很快。不久，他不但学会了张伯祖的医病技巧，还能帮助老师诊治病人，深得张伯祖器重。

这天下午，医馆里抬进一位病人，只见他唇焦口燥，高烧不退，精神萎靡不振。张伯祖赶紧为其诊病，经过一番望、闻、问、切，确诊为"热邪伤津，体虚便秘"所致，需用泻药帮助病人排出干结的大便，方能解除危机。使用泻药为病人治病在医学界并不少见，可是病人体质极虚，一旦使用强烈的泻药，身体肯定难以承受。想到这里，张伯祖停下手里的工作，沉思半晌，一时竟然没有太好的办法应对。

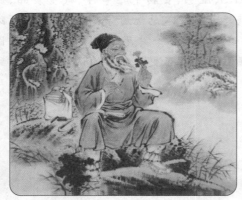

张仲景在《伤寒杂病论》序中有这样一段话："上以疗君亲之疾，下以救贫贱之厄，中以保生长全，以养其身。"表现了他作为医学大家的仁心仁德，后人尊其为"医宗之圣"。

张仲景正在后院准备药物，听说来了位重症病人，也急忙放下手里的工作前来观看。当他得知师傅对于这样的病症一时难以治疗时，立刻开动脑筋想办法。忽然，他眼前一亮，疾步来到张伯祖面前说："老师，学生想到一个办法。"

张伯祖蹙着眉头问："什么办法？快说！"

张仲景详细地谈了自己的想法，张伯祖边听边点头，神色逐渐缓和下来，并吩咐道："就按你说的办，赶紧准备。"

张仲景回到药房取来一勺黄澄澄的蜂蜜，放进一个铜碗里，然后在微火上煎熬。此时，病人的家属急切地等待着、观望着，不知道这位年轻人要做什么。张仲景并不慌张,他不断地用竹筷搅动着碗里的蜂蜜,渐渐地,蜂蜜熬成黏稠的团块了。过一会儿,蜂蜜块稍稍冷却时,张仲景取出蜂蜜块,把它捏成一头稍尖的细条形状。许多人不解地看着张仲景,一人还催问道:"你不赶紧为病人治病,怎么在这里拿蜂蜜玩?!"

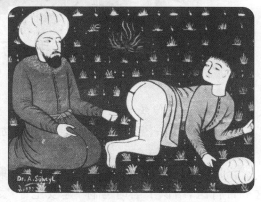

张仲景信心十足地回答:"这不是玩,这是药物!"说完,他来到病人面前,将蜂蜜块尖头朝前轻轻塞进病人的肛门。

阿拉伯医生运用灌肠剂或是针刺技术的图示。

过了不久,病人排出一大堆腥臭难闻的粪便,顿时,病情好了一大半。在场人都呆住了,为张仲景奇妙的治疗方法称奇。由于热邪随粪便排出,病人几天后康复了。这件事轰动一时,张伯祖对张仲景的治病法大加赞赏,逢人便夸。

后来,张仲景在写作《伤寒杂病论》时,将这个治病方法收进书中,取名"蜜煎导方",用来治疗伤寒病津液亏耗过甚,大便结硬难排的病证,备受后世推崇。

脱落的眉毛与望诊的精准

望诊是中医传统诊法，是指医生运用视觉来观察病人全身或局部的神、色、形、态的变化，以判断病情的一种方法。

洛阳是东汉的都城，在当时是市贾云集、文人汇聚之地。有一次，张仲景来到这一带行医，结识了当时号称"建安七子"之一的王粲。建安七子指的是孔融、陈琳、王粲、徐干、阮瑀、应场、刘桢，他们才华横溢，著述颇丰，是著名的文学家。其中尤以王粲成就最高，名声赫赫，与曹植并称"曹王"。

当时，王粲年纪轻轻，只有20多岁，取得这么高的成就自然十分得意。可是，在与张仲景交往过程中，遇到一件令他不快的事情。原来，张仲景凭借多年的行医经验，透过察颜观色从王粲的脸色看出了一些不好的迹象，发现王粲身体内隐藏着可怕的"疠疾"病源。

作为朋友，张仲景自然不能不诚恳地对王粲说："你已经患病了，应该及早治疗。不然，到了40岁，眉毛就会开始脱落。眉毛脱落后，半年之内，你的性命难保。"

王粲听后很不以为然，他想我才20多岁，身体强壮，又没什么不舒服，张仲景怎么可能看出我有病呢？一定是他在故弄玄虚。

张仲景见他不相信自己，继续说："我这里有一剂五石汤，你可以服用。它会治愈你的疾病。"

王粲出于礼貌，不好当面驳斥张仲景，只好含糊着答应了。张仲景虽然知道他仍没有听信自己的话，还是为他抓了几副五石汤，一再叮咛他回去按时服用。

三年后，张仲景和王粲又聚在了一起，两人一见面，张仲景就急忙问王粲："服药了吗？"

王粲骗他说："服了。"

作为望、闻、问、切的高手，张仲景可不好骗，他认真观察一下王粲的神色，随后摇摇头，严肃地说："你没有吃药，你的脸上并没有呈现出服五石汤应有的润色。身体是你自己的，你要是现在不治，将来可就没有办法治了，你想学讳疾忌医的齐桓侯吗？真不明白，你为什么如此轻视自己的生命呢？"

王粲知道张仲景为自己好，可是年轻气盛的他始终不肯听信朋友的话。

十几年一晃就过去了，王粲这一年已到了 40 岁，他的眉毛果然开始慢慢脱落，眉毛脱落半年后，他也就一命呜呼了。一代才子，到临终才相信了张仲景当初的诊断，可是一切都晚了。临死前，他对身边的人说："张仲景真乃神医也，真后悔当年没有听他的劝告，如果当年服用五石汤，肯定不会有现在的状况。"

　　张仲景透过观察，看出王粲患病，并能料到几十年后的病情，正是充分运用了中医的望诊手法。

　　中医在长期的医疗实践中，总结出了四种论断疾病的方法，这就是望、闻、问、切四诊。《古今医统》上说："望、闻、问、切四字，诚为医之纲领。"

　　所谓望，是医生运用视觉来观察病人全身或局部的神、色、形、态的变化，以判断病情的一种方法。

　　所谓闻，包括听声音和闻气味两方面，听人说话声音的气息的高低、强弱、清浊、缓急等变化，就能分辨出人的精气是否充沛。在听声音的同时还要闻气味，包括分泌物气味、口气、体气等。

　　所谓问，就是向病人询问他的感受，哪些地方不舒服，了解患病的途径时间、原因、经过，包括询问病人的生活史，家族病史和既往病史。

　　所谓切，实际包括切脉和按诊两个部分，是切按病人的脉搏和触按病人的皮肤、手、腹部、四肢及其他部位以诊断疾病的方法。

　　长期以来，中医都是以望、闻、问、切作为诊断病情的方法，但随着现代诊疗科技手段和诊疗仪器的运用，中医这种需要经验累积的诊断手法受到了前所未有的挑战。面对挑战，中医必须积极改良传统的诊病方法，在中西医结合的基础上创造出新的"望、闻、问、切"。

　　在中医理论中，人体是一个有机整体，经络连接机体各部分，具有联络脏腑肢节，沟通上下内外的功能，就像网络一样将人体紧密地联结成一个统一的整体，任何局部的变化都可以透过经络影响全身，内脏的病变可以反映到体表，所谓"有诸内必形诸外"，于是中医透过对外部的诊察，也可以推测内脏的变化，这就是中医诊断疾病的基础和依据。

小知识

　　陈自明，约生于南宋绍熙至咸淳年间。祖上三代行医，至陈自明，其学术上最有成就，成为当时一大名医。对中医妇科与外科进行了精深的研究和全面的总结，著有《管见大全良方》(已佚，仅在《医方类聚》一书中有散在内容)、《妇人大全良方》《外科精要》等。

烧猪断案断出法医学先例

法医学是一门应用医学，又是法学的一个分支，用于侦察犯罪和为审理民事或刑事案件提供证据。

五代后晋高祖时，和凝与其子合编了中国最早的一本带有法医学性质的书《疑狱集》，书中收集了很多情节复杂、争讼难决而最后获得了正确处理的案例，其中一个案例流传很广。

三国时，吴国境内的句章县有一人家发生了火灾，丈夫被烧死，死者妻子侥幸逃生哭得死去活来。但死者的父母却觉得人死得蹊跷，认为其妻平日就不守妇道、行为不端，而身强力壮的丈夫没有理由在发生火灾后跑不出来，被活活烧死，于是就告到官府。

县令张举接到报案后，叫人传来老人的儿媳妇讯问。这个20多岁的少妇看来颇有几分姿色，身穿素衣，一到公堂就号啕大哭。她听了公婆的申诉，气愤地反驳道："你们要还我清白，我恪守妇道，哪里有什么奸夫！你们说我谋杀亲夫，有什么证据？"二位老人悲伤至极，张了张嘴，却又说不出什么来。少妇见状，凄惨地哭泣道："我的命好苦啊，丈夫离我而去，我还被人诬陷，以后的日子怎么过呀，还不如一死了之！"随即，她头朝墙壁猛撞过去。好在一旁的差役眼捷手快，急忙一把拉住她。经过一番堂上询问，双方都各说各理，案情一时很难判别。县令只好带人到现场进行勘验，并对尸体进行了认真检查。张举发现死者的口腔里面干干净净的，并无灰炭。检查完毕，张举又进行了审讯。在审讯中，死者之妻坚持说她的丈夫是在房子失火中烧死的。张举经过思索决定做一个实验。他让人牵来两头猪，将其中的一头杀死，另一头活猪用绳子捆好四蹄。然后把两头猪同时扔进柴堆，点燃木柴。

在场围观的乡亲们都被张县令匪夷所思的举动惊呆了，一时不知道他这葫芦里卖的是什么药。等大火熄灭后，张举请众人察看两头猪，只见被杀死的猪口中干干净净，而被烧死的猪则张着嘴巴，口中有许多灰炭和碎屑。张举立即再次提审那

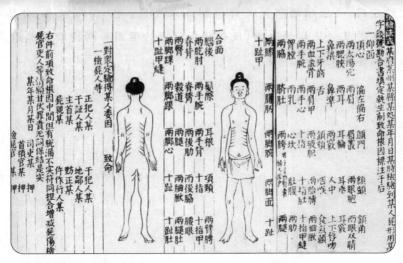

《元典章》中的"检尸法式"。

妇女说："你丈夫不是被火烧死的,凡是被活活烧死的人,烟熏火烤,呛得喘不过气,大口呼吸,口中必然有灰。而现在你丈夫口中却一点灰尘都没有,可想而知他根本就是先死亡后才被火烧的,你快快从实招来。"

妇人听了,吓得脸色发白,双腿发抖,面对如山的铁证,少妇只得如实供述了与奸夫合谋杀死亲夫,然后纵火烧屋焚尸灭迹的犯罪事实。

人被烧死,现场被破坏,唯一的知情人又是犯罪嫌疑人,犯罪人又拒不认罪,这样的案子在古代侦破技术简陋的条件下确实难以破获。好在张举巧妙地想到烧猪一法,借证于人,进而得出案情真相。

法医学的诞生和发展,与社会经济的发展、法的出现以及医学和其他自然科学的进步有着密切的关系。

在中国先秦时期就有了损伤检验,在已发掘的秦墓竹简中,亦有他杀、杀婴、自缢、外伤性流产等检验案例的记载。战国末期还有"令史"专门从事尸体检验和活体检验。至唐宋,检验制度已经发展成当时世界上最先进最完备的检验制度。宋代法医学更是诞生了全世界第一部法医学专著《洗冤集录》。综上所述,中国古代的法医学历史悠久,成就显著。在西方,1598年意大利医师菲德利斯发表《医生关系论》一书,是欧洲第一部法医学著作。19世纪后,由于显微镜技术的出现和化学分析方法的应用,法医学的研究工作得到深入发展。20世纪以来,自然科学的突飞猛进大大促进了法医学的进步,现代分析仪器的运用和新检验技术的应用,标志着现代法医学体系的形成。

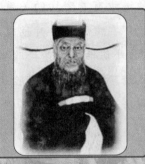

小知识

宋慈(公元 1186 年—公元 1249 年),中国古代杰出的法医学家,被称为"法医学之父",西方普遍认为正是宋慈于公元 1235 年开创了"法医鉴定学"。所著的《洗冤集录》,不仅是中国,也是世界第一部法医学专著。

"药王"用葱管为病人导尿

导尿术,是临床上常用的治疗方法之一,常用于尿潴留患者,帮助其排出尿液,也用于留尿做细菌培养,准确记录尿量,了解少尿或无尿原因等;还可以注入造影剂,做膀胱冲洗,探测尿道有无狭窄及盆腔器官术前准备等。

孙思邈是我国古代著名医学家,被后世尊称"药王"。他不但医术高超,精通内外妇儿各科,治疗过各种疾病,还非常注重医德,强调医生应该时时刻刻为病人着想,想尽一切办法解除病人的痛苦。

有一年冬天,一位病人找到了孙思邈,他患了尿闭症,尿不出尿来。来时病人双手捂着肚子,不住地呻吟着,异常痛苦地对孙思邈说:"先生,救救我吧,我的肚子胀得不行了,膀胱快要胀破了。"

孙思邈仔细地检查病人,只见他的腹部高高隆起,像一面战鼓一般,根本不敢触碰。孙思邈见状十分难过,他知道病人此刻的痛苦,心想,膀胱盛不下那么多尿,再不让尿流出来后果将很难想象,但如何让尿液排出体外呢?

在现代医学看来,这个病人之所以排不出尿是因为泌尿系统受湿热、毒邪的刺激,使膀胱或尿道括约肌发生反射性痉挛,导致无法排出尿液。在当时,这个病是无法用医学来解释的,孙思邈也从没有医治此病的经验,在流传下来的医书上更无从获得这类疾病的治疗方法。

孙思邈想了想,认为要是有一个管子能够从尿道插进去,也许可以帮助病人排出尿来。但是尿道狭窄,到哪儿能寻找一种又细又软、既可插进

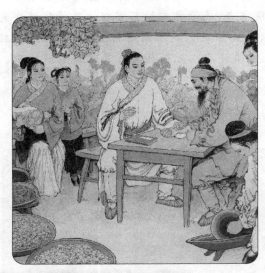

孙思邈,唐代京兆华原(今陕西耀县)人。少年时为治疗父母的疾病,四处拜师,经过刻苦学习,不断实践,终于成为一代名医。

尿道又不损伤器官的管子呢？这种方法能否成功导出尿液也很难说，正在他左右为难之际，病人痛苦的呻吟声更大了，这让他下定决心无论如何要试一试。

这时，邻居家的孩子路过门前，手里拿着一根枯萎的葱管，正在吹着玩。干瘪细软的葱管一吹就鼓胀起来，像是一根管子，孩子用手一拍，"啪"一声破了。孙思邈看着看着，心里一亮，高兴地自言自语："葱管细软而中空，就用它来试试！"

孙思邈边说边跑到后院找到一根细细的干葱管，将其清洗干净后，切下尖头，小心翼翼地插入病人的尿道。然后，孙思邈像邻居家的孩子一样，鼓足两腮，对准葱管用劲一吹。

果然，葱管鼓起来，尿液从中间缓缓流出。

用这种方法，病人的尿液很快放得差不多了，孙思邈轻轻拔出了葱管。这时，病人好受多了，他站起身来，连声说："多谢先生救命之恩！"孙思邈摆摆手，笑着说："是这根葱管救了你呀！"

尿道容易引起感染，所以进行导尿术时必须严格无菌操作。一般操作时，先用肥皂液清洗患者外阴，再用专用的消毒洗液彻底消毒尿道口及外阴部。手术者必须戴无菌手套，插入尿管动作要轻柔，以免损伤尿道黏膜，若插入时有阻挡感可更换方向再插。尿液流出后，再插入2公分，不要过深或过浅，切忌反复抽动尿管。

另外尿道是人体中比较脆弱的器官之一，进行导尿时还要注意选择导尿管的粗细要适宜，尤其是对小儿或疑有尿道狭窄者，尿管要宜细不宜粗。对膀胱过度充盈者，排尿宜缓慢，以免骤然减压引起出血或晕厥。病情需要留置导尿管时，应经常检查尿管固定情况，有否脱出，为防止感染还要以无菌药液每日冲洗膀胱一次。

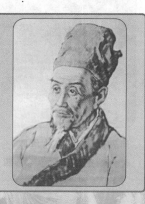

小知识

李时珍（公元1518年—1593年），明朝蕲州（即今湖北蕲春县蕲州镇）人。他的著作《本草纲目》集中国古代医药学之大成，被誉为"中国古代百科全书"。

老猎人求医求出阿是穴

穴位，医学上指人体上可以针灸的部位，多为神经末梢密集或较粗的神经纤维经过的地方。

孙思邈医术高超，擅长针灸，创造了"以痛取穴"的针灸方法。

"药王"透过针刺就能治疗病症的消息不胫而走，传到了终南山下一位猎人的耳中。这位猎人年纪大了，患了脚痛病，他十分烦忧，担心自己从此无法打猎，无法养活自己。当听到孙思邈在五台山采集草药，救治百姓的消息后，决定前去求医。

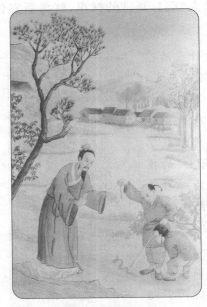

传说孙思邈从村童手中救出一条青蛇，龙王为感激救子之情，便赠送玉笈三十六方。他经过屡次试验均有灵效，于是编入《千金方》中传世，从此医术更加精通。

于是，老猎人带着珍藏多年的鹿茸、貂皮，辗转来到了五台山。这天，老猎人蹒跚在山路上，迎面走来一个中年人。中年人看到老猎人行动不便，上前关切地问："老人家，您右腿有病吧？请到寒舍歇息片刻。"

老猎人求医心切，说："不用了，我前来拜访药王，请您指点一下，告知药王府邸，在下就感激不尽了。"

中年人听了，微微笑道："药王不过是云游四方的郎中，哪有府邸？您老人家有病，只管捎个口信出去就是了，何必如此辛苦前来寻他？"

老猎人听了这话，觉得中年人贬低药王声望，心中不悦，转身就走。这时，中年人慌忙拦住他，不得不说出实情，原来他就是孙思邈。

就这样，老猎人来到了孙思邈的住处。孙思邈开始为他精心治疗，每日扎针、服药，一丝不苟。可是一连半个月，病情不见好转。老猎人认为自己是不治之症，打算告辞回去，孙思邈也很焦急,却一时半刻不知道问题出在哪里。他挽留老猎人,决心治好他的病。孙思邈仔细思索,心想:"这些天我给他服用舒筋止痛药,扎遍十四经内穴位,怎么会没有疗效呢?难道还有新穴位?"想到这,他拿起银针在自己身上实验,并请老猎人躺在床上进行医治。

孙思邈在老猎人腿上一分一寸地掐试针穴,并不停地问:"是不是这里痛?"

老猎人不断地摇头:"不是,不是……"

当他试针到三阴交穴位上方的一个部位时,老猎人张口大叫:"啊!是。"孙思邈连忙掐住这个疼痛点,并思索施针过程中的种种感觉和反应,这才在此处正式扎针。这一针效果很好,老猎人腿部疼痛减轻了不少。

第二天,孙思邈再次为老猎人扎针时,却发现昨天的穴位不起作用了。于是他运用昨天的手法,又找到一处新穴位,在此扎针,效果也不错。

有了这样的经验,孙思邈先后在老猎人腿部找到六、七处穴位,在针灸七天后,老猎人痊愈了,高兴地辞别他返乡。孙思邈照例对这次治疗过程进行总结,当他准备为新穴位取名,想起第一次发现新穴位时老猎人"啊!是。"的喊声,就将新穴位叫做"阿是穴"。

阿是穴,指以压痛点或其他病理反应点作为针灸治疗的穴位,又名不定穴、天应穴。这类穴位一般都随病而定,没有固定的位置和名称,是人体多种穴位之一。

早在两千多年以前,我们祖先就已经知道人体皮肤上有许多特殊的感觉点。著名医典《黄帝内经》曾记载了人体上 160 个穴位名称,并提出"气血不顺百病生"的观点。在中医理论中,所谓的气血就是支配内脏的一种能量。能量在人体中流转的通路,中医称之为"经络",穴位位于能量流动"经络"的关键节点处。"经络"与"穴位"的关系就像现实生活中道路与交通枢纽的关系一样,道路的通畅情况会很快反应到交通枢纽。当人体内脏出现异常时,会使流转异常脏器的经络能量发生混乱,进而引起机体的各种疾病。能量流转发生阻塞会很快反映到经络关键点上的穴位。因此,透过给予穴道刺激,使能量的流动顺畅,可以达到治病的效果,这就是穴道疗法的基本原理了。

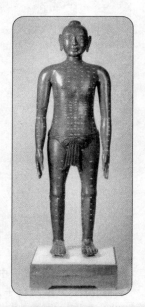

明代针灸铜人,通高213 公分,全身共标有666 个针灸穴位。

中医通常认为人体周身共有720个穴位,其中常用穴位365个,这些穴位都对应了人体的一个脏器。医生可以根据穴位的情况,进行机体疾病症状的诊断和相对的针灸、按摩穴位、电疗、拔罐、刺激穴位等治疗,以治愈病人的症状,使之痊愈。

观画治病也能提高免疫功能

免疫是指机体免疫系统识别自身与异己物质,并透过免疫应答排除抗原性异物,以维持机体生理平衡的功能。

"两情若是长久时,又岂在朝朝暮暮!"能够写出这样凄婉绵邈的文人,我们不难想象是何等的风流倜傥,他就是北宋诗词婉约派的代表人物秦观。秦观生性豪爽,洒脱不拘,年少时就在文坛上崭露头角,长大后更博得了苏轼赏识,但由于和当权者意见不合,一生屡遭贬谪。有一年,秦观又被贬至河南汝阳县,由于水土不服再加上心情郁闷,患了肠胃病而且久治不愈。一天,有个高姓好友拿了一幅王维的山水画《辋川图》给他看,并说:"看了这幅画,你的病就会好,我曾用它治好过几个病人!"秦观很纳闷,画怎能治病呢?然而,朋友一番好意,他也不好拒绝,心想不妨试一试。

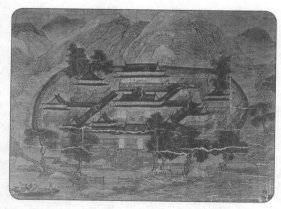

唐代王维的《辋川图》,现收藏于日本的圣福寺。

提起王维,稍有点历史知识的人都知道,此人能诗善画,是唐代大诗人、大画家,也是中国文艺史上最早以"诗中有画,画中有诗"著称于世的。据史料记载,这幅赫赫有名的山水画《辋川图》就是王维晚年退隐西安篮田辋川时,在清源寺里完成的。图绘群山环抱中的别墅,由墙廊围绕,形似车辋。其中树木掩映,亭台楼榭,层迭端庄。构图上采用中国画传统的散点透视法,略向下俯视,使层层深入的屋舍完全呈现在观者面前。墅外河流蜿蜒流淌,有小舟载客而至,意境淡泊,悠然超尘。勾线劲爽坚挺,一丝不苟,随类敷彩,浓烈鲜明。画中的山石以线勾廓,染赭色后在石面受光处罩以石青、石绿,凝重艳丽。楼阁则刻画精细。画面洋溢着盛唐绘画独具的端庄华丽,使唐人意念中的世外桃源跃然纸上,体现了并非茅屋寒舍,躬耕自给,而有略带奢华的景象。

秦观这样的书画大家自然对这幅画作品赏有加,于是干脆病卧在床,什么也不做，只是每天细细观画。时间一久，每当他看到这幅山明水秀的图画时，就好像自己已经离开了病床，一步步走进了那迷人优雅的画中境界，呼吸着山谷中自然清新的空气，聆听着森林深处传来的阵阵虫鸣鸟语，真是好不惬意。经过一段时间"画中游览"后，奇迹发生了，秦观久治不愈的肠胃病竟然痊愈了！

秦观异常高兴，邀请来朋友问询个中原因，朋友说："你患病久了，心情自然不快，哪有精力对抗疾病？我给你这幅画，就是让你忘却病痛，振奋心情，这样一来，身体当然恢复得快了。"

朋友从心理方面解答了秦观的疑惑，有一定的科学性，但却没有道出其中的深层原因：为何心情好疾病就恢复得快？

原来这与人体的免疫功能有关。人体自身具有一定的免疫功能，这种功能是生物机体在进化和个体发育过程中逐步获得的防卫能力。它可以识别自身和非己的物质和消除自身产生的衰老或死亡的细胞等功能，相当于身体的卫士。它主要包括防护、稳定和监视三方面功能。

免疫系统功能的正常与否，直接关系到人体的健康状况。一旦免疫功能发生异常，必然会导致身体生理功能的失调，这时就会出现病理性变化，人就生病了。当一个人心情郁闷，时间久了，体内的免疫功能就会处于低下状态，不能有效防止各种病毒入侵，进而产生疾病。相反，一个人心情舒畅，免疫功能会提升，机体可以得到自我调节，疾病也就会消除。

小知识

李中梓（公元 1588 年—1655 年），字士材，号念莪，明末华亭（今江苏松江）人，为明末一大医家。著有《内经知要》《医宗必读》《本草通玄》等。

吃死人的甘草提醒用药安全

副作用也称副反应，指应用治疗的药物后所出现的治疗目的以外的药理作用，通常会引起一定的不适或痛苦。

明代医学大家李时珍对中草药可以说是了如指掌，然而在他刚出道行医时，由于经验不足加上对药物的药性不了解，使得对病患的医治效果十分糟糕。尽管他诊治疾病时总是小心翼翼，但仍然不时会弄出些麻烦来。

有一次，他治疗一个脾胃虚弱的病人，为了安全起见，他只给病人开了一包甘草粉，嘱咐他回家后，和到饭菜里一起服用。他这样的安排看起来似乎是百无一失，但没想到还是出了大问题。

患者离家很远，走到途中，腹中感到饥饿，就在路边饭馆买了一碗面条，准备吃饱再赶路。不巧，由于饭馆条件简陋没有现成的筷子，他便随手在路边折了两根小树枝当筷子。吃面条时，这位可怜的老兄还没忘记李时珍的嘱托，把治病用的甘草粉也和同面条一起吃了。

结果，病人回家没过多久就死了，他的家人自然非常生气，找到李时珍责问。李时珍百口莫辩，对于病人为何吃了甘草会死亡他也百思不得其解。于是他开始查询原因，这天他偶然来到病人吃面条的饭馆，这才明白真相，原来病人在路边折的"筷子"是甘遂的茎，甘遂与甘草相克，两者混合吃了会死人。

这件事情发生后让李时珍感慨不已，而不久之后发生的另一件事更让他百感交集。一天，有人来请李时珍出诊。李时珍走时想起还有一个病人要来取药，就告诉妻子药放在灶台上，病人来取时记得交给该病人，随后就出诊去了。

回来后，李时珍发现那包药还在灶台上，而放在旁边的一包砒霜不见了踪影，仔细一问，原来妻子误将在灶台焙烤的砒霜当成患者的口服药发给了患者。这下可把李时珍吓的一佛升天，二佛出窍，如果上次人死还与自己无关，这次自己简直就是杀人凶手。他连跑带颠地向那位患者的家赶去。刚跑一半，就碰上患者的家属。他心想，完了，砒霜剧毒，病人铁定死了，家属这一定是找自己拼命来了。可是大出意料的是，患者家属不是来讨伐他的，而是来感谢他的。这是怎么回事？

原来患者是名患了"症瘕"的妇女，腹胀疼痛，闭经。她不知就里服用砒霜后，立刻泻下黑血一盆，腹部肿大也随即消了，疼痛减轻了，精神明显恢复。

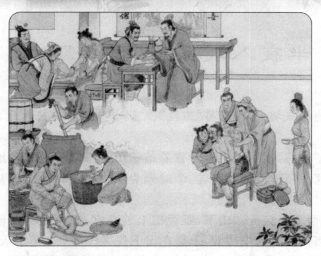
李时珍行医图。

经过这两件事,李时珍对待药物更留意,他知道药性复杂,合理用药才是治病关键。

古人云:"用药如用兵,任医如任将。"可以看出中医对药物使用的慎重态度。医生在为病患开药方时,不但要熟知药性,更要切中病机,有的放矢,才能达到治病的目的。

中药大多取自天然材料,主要是由植物及部分动物和矿物组成,比起化学合成的西药药性平和许多。在医院我们常常听到有人说:"西药反应大,中药平和、无毒性,请大夫开几剂中药吧!"但是,有不少中药毒性很强,如砒霜、斑蝥等,如果使用不当或用量超过规定,也会引起毒性反应。还有些药物需要经过特别的加工后,才能去除毒性,保证用药的安全有效。一些药物不具毒性而且对身体有很好的滋补作用,但如使用不当也会引起不良后果。如西洋参是世界公认的名贵滋补药之一,能救人于垂危之际,但如用量过度,也能置人于死地;人参持久滥用,还会出现许多中毒症状——"人参中毒综合症"。这就是"无毒不成药"的道理。

小知识

张璐(公元 1617 年—1699 年),晚号石顽老人,江南长州人。与喻昌、吴谦齐名,被称为中国清初三大医家之一。著有《伤寒绪论》《伤寒兼证析义》《张氏医通》《诊宗三昧》等。

半夜入观解开"仙果"之谜

根据中药的临床功效，中医将"四性"、"五味"作为中药药性的判定原则。

李时珍为了编写《本草纲目》，曾带着弟子历经千辛万苦到各地名山大川采集中药。在完成这部药学巨著的时候，李时珍为了收集植物的药性甚至不惜做了一次"贼"。

一天，师徒两人来到太和山下，听说山上五龙宫道观内长有"仙果"，就想弄清"仙果"究竟是何物及其药用功效，于是在山下找客栈住下。第二天，李时珍一大早来到五龙宫道观，据观内道士们说，果树是真武大帝所种，每年都会长出像梅子大小的"仙果"，人吃了这"仙果"可以长生不老。当朝皇帝听说此事后，降旨下令五龙宫道士每年在"仙果"成熟时采摘作为贡品送到京城，供皇家享用，并不许百姓进五龙后院，谁要是偷看、偷采"仙果"，就是"欺君犯上"，有杀身之罪。

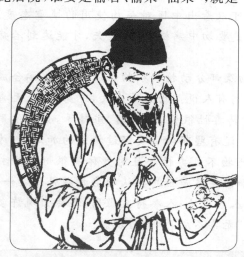

李时珍既"搜罗百氏"，又"采访四方"，他背着药筐，远涉深山旷野，遍访名医宿儒，搜求民间验方和药物标本。

李时珍对观内道长说出自己的心愿，想到后院看一看"仙果"时，老道长一口否决了："不行，你不懂这里的规矩，这里是皇家禁地，不是一般人可以随便进出的。你快快离开吧！"

李时珍解释说："我是从蕲州来的医生，专门采集药材，研究药效的，我想了解一下'仙果'究竟有何妙用？"

白发苍髯的老道长仔细打量李时珍一番，依旧语气坚决地说："你虽是个医生，但我要告诉你，仙果是皇家的御用之品，我不想找你什么麻烦，你还是快快离去为好，不然当心皮肉之苦。"

李时珍再三恳求未果，只好无奈地下山了。可他心有不甘，想到为了编写《本草纲目》，不能让"仙果"成为永久谜团。于是，夜深人静时分，李时珍从另一条小道摸上山，五龙宫里一片寂静，道士们早已酣然入睡。李时珍轻步绕到后院外，翻墙入院,快步来到果树下,迅速摘了几枚"仙果"和几片树叶,然后翻墙出寺,连夜赶下山去。

带着"胜利品"回到客栈,李时珍格外兴奋,他连忙喊起弟子,与他一起品尝"仙果"、"仙叶",对其进行仔细研究。经过一番努力,李时珍解开了太和山"仙果"之谜。"仙果"是一种榆树果子的变种,名叫榔梅,其药用功效与梅子差不多。了解至此,李时珍提笔在《本草纲目》第二十九卷写道:"榔梅出均州太和山,杏形桃核。气味甘酸平,无毒,主治生津止渴,清神下气,消酒。"

经过大量的临床实践,中医将"四性"、"五味"作为中药药性的判定原则。

"四性"指寒、热、温、凉四种药性,寒热偏性不明显的即为平性。辨证施治的原则是"热者寒之,寒者热之",寒凉药材多具有清热泻火作用,适用于热性病症;温热药材多具有温里散寒的特性,适用于寒性病症。

"五味"指辛、酸、甘、苦、咸五种不同滋味,不同的药味,具有不同的治疗作用。辛味,口尝有麻辣或清凉感,能发散解表、行气活血、温肾壮阳;甘味,口尝味甜,能调和脾胃、

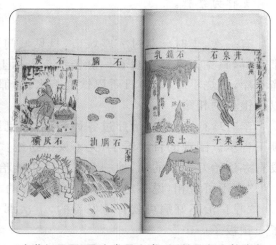

《本草纲目图》虽为常见之书,但所见多为乾隆年间刻本。此明刻设色本极为少见,当为博闻好古者所珍。

补益气血、缓急止痛;酸味,具收敛、固涩作用;苦味,能清热解毒、燥湿、泻火、降气、通便;咸味能软坚散结、泻下通便、平肝潜阳。

小知识

　　薛雪(公元1681年—17701年),江苏吴县人。因母病而钻研医学,精于医术,在当时与叶天士齐名,成为江苏吴县两大医家。传说《湿热条辨》一书为其所作。

李时珍"以笑治病"的经络学说

经络，中医指人体内气血运行通路的主干和分支，包括经脉和络脉两部分。其中纵行的干线称为经脉，由经脉分出网络，遍布全身各个部位的分支称为络脉。

有一次，李时珍路过一座城市，只见城门口围着一堆人。他觉得好奇，便挤入了人群，只见大家都在观看一份告示。告示上面写着：知府大人身体欠安，全身不痛不痒，不烧不冷，却整日不思饮食茶水，郁郁寡欢。如果哪位名医能妙手除病，愿以纹银百两相赠。

李时珍行医多年，治疗过各种病症，遇见疑难病症自然想一探究竟，于是伸手撕下告示。围观的百姓看了，无不议论纷纷："这个人真是不自量力，城里的名医都没有办法治好大人的病，他一个江湖郎中能治好？"

"人不可貌相，说不定此人有妙手回春的本事呢！"

"哼！治不好病可就有他好看的，上次那个应诊的郎中不但没有拿到钱，还挨了一顿板子……"

知府的家人见李时珍风尘仆仆，衣裳破旧，心里也有些看不起，但是告示已经扯下了，只好把他带回府衙。

此时，知府已经病得骨瘦如柴，见到李时珍，竟然没有力气与之答话。李时珍为知府把完脉后，胸有成竹地说："大人，您这病原本不是什么大病，只是让那些郎中乱用人参鹿茸给耽误了。"

知府一听，精神为之一振，急忙追问道："先生可知我得的什么病？"

李时珍略作沉吟："透过脉象来看，大人患的是经血不调之症。"

"什么？经血不调？"知府简直不敢相信自己的耳朵，家人更是哭笑不得。

李时珍又大声重复了一遍："大人的病是妇人之症，每月经潮不定，吃了我开的方子一定会药到病除。"

"信口雌黄，还不给我住口！"知府眼睛瞪得比铜铃还大，"你是哪里来的刁民，竟敢假充郎中来哄骗本官，给我从实招来！"

李时珍并不在意，轻轻笑着说："我说的是实话，大人阴脉小弱，说不定已经身怀六甲了……"

知府见此，气得半死，手拍床沿喊人："快来人！把这个刁民给我打出去！"家丁一拥而上，将李时珍连打带推地赶出大门。临走时，李时珍回头对知府说："大人可不要赖账，过些日子我会来讨诊病的钱。"

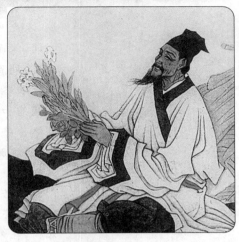

李时珍采药图。

李时珍走后，知府躺在床上越想越好笑，这个过路郎中怎么如此无厘头，竟说男人得了妇科病。真是世有五谷杂粮，人有千奇百怪，这等混饭吃的郎中，真是可笑至极。

一连数日，知府每每想起此事都要大笑一阵，说来奇怪，笑过之后渐渐觉得有食欲了。大约半个月，他的饭量恢复了正常，身体慢慢地痊愈了。

这天，知府带着家人在花园里饮酒赏花。

门人通报说："老爷，那个过路的郎中前来讨看病的钱。"

知府一听，心想："这个疯子真是不知死活，胡乱诊病还想讹钱，真是老鼠捋猫胡须，想找死！"

他让家人将李时珍带进园中，想捉弄一番。

知府眯着眼睛打量了一下刚刚走进花亭的李时珍，突然将手里的酒杯朝桌上一顿，拍着桌子说："本大人的病是你给治愈的吗？"

李时珍反问一句："请问您的病是怎么好的？"

"上次你胡说我得了妇人病，本官觉得实在好笑，病就慢慢好了，这与你何干？"知府说。

李时珍听罢，说出了实情。原来他经过诊视，发现知府气闷在胸，五焦不通，这属于阴郁惘仲之症。这种病药物很难治疗，病人只有敞开心怀，心情舒畅，才能散气顺心，通脉活血，疏郁愁为畅意。所以，他认为直接说出病症，知府肯定心情不好，笑不起来，病也诊不好。于是故意说知府得了妇人病，让他觉得荒唐可笑，一笑百病除，疾病自然治愈。

知府这才明白自己身体康复的缘由，知道李时珍是医道高明的神医，于是献上诊金，恭恭敬敬地把他送出了大门。

故事中提到李时珍透过疏通气血为病人治病，这涉及中医基础理论核心之一的经络学说。

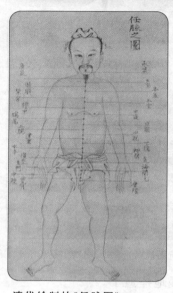

清代绘制的《任脉图》。

《黄帝内经》载："经脉者,人之所以生,病之所以成,人之所以治,病之所以起。"而经脉则"伏行分肉之间,深而不见,其浮而常见者,皆络脉也",并有"决生死,处百病,调虚实,不可不通"的特点。经络除了具有联络沟通机体的功能外,还能传导体表感受到的病痛和各种刺激,传导脏腑的生理功能失常。在经络传导的过程中还能将营养物质传送至身体各部分,使脏腑组织得以营养,筋骨得以濡润,关节得以通利。

俗话说,一笑百病除。透过笑使经络"行血气",进而让营卫之气密布周身,在内和调于五脏,洒陈于六腑,在外抗御病邪,防止内侵。中医情态致病说认为,七情内伤可致脏腑的功能失调,出现腹满、胀痛、呃逆、泄泻等症状。李时珍巧用"喜胜忧"的情态相胜之理,使病人乐而忘忧,气其舒缓通和而祛病。

美国著名的精神学博士雷蒙·穆迪(Raymond A. Moody)在《笑一笑——赋予健康的动力》一书中说："我发现笑是一种人类生存的能力,恰如医师检查身体各部位一样,笑已成为衡量身体健康的一种正确有效的指示器。"这么多器官能从笑的震撼中获益,笑作为一种运动和健康的指示器,应该被充分重视和利用。

小知识

汪昂,清初医家,安徽休宁人。性好医学,勤于纂辑医学书籍。编著有《素灵类纂约注》《医方集解》《本草备要》《汤头歌诀》等,颇为实用,流传甚广,对传统医学普及很有贡献。

一枚铁钉与药物的奇妙配伍

在药剂制造或临床用药过程中,将两种或两种以上药物混合在一起就叫做配伍。

明代有位医学家,名叫张景岳,他善用温补之法治疗疾病,是温补派名家。有关他急中生智,解救吞了铁钉的儿童的故事在民间广为流传。有一年,张景岳行医途中路过一户人家,听到里面传来呼救声。他急忙进去查看,只见一对夫妇倒提着一个一岁左右孩子的双脚,孩子鼻孔喷血,父母大呼救命,情况十分危急。

一问之下才知,这户人家的孩子刚满一岁,母亲为了哄孩子,随手拿了一枚钉鞋的圆钉给他玩。哪知小孩不懂,竟把铁钉塞入口中,吞到喉咙里吐不出来了。母亲大惊之下,倒提孩子两足,打算倒出孩子嘴里的钉子。这才出现了张景岳进门看到的一幕。

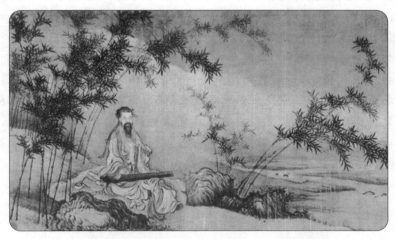

张景岳除医道外,兼通天文律法,对象数、星纬、堪舆、律吕都颇有研究。
后人称其为"仲景以后,千古一人"。

张景岳连忙让母亲把孩子抱正,就听孩子"哇"一声哭开了。张景岳细观之下,断定铁钉已经进入小孩的肠胃。听说孩子将铁钉吃到肚子里去了,父母吓得六神无主,连声哀求张景岳想办法,解救孩子性命。

怎样才能取出铁钉呢？张景岳陷入沉思中。当时既无治疗此病的药方，也无外科手术可行。情急之下，张景岳想到了《神农本草经》上的一句话——"铁畏朴硝"，根据此，他想出一个治疗方案：取来活磁石一钱，朴硝二钱，研为细末，然后用熟猪油、蜂蜜调好，让小孩子服下。不久，小孩排出大便，其中一物大如芋子，润滑无棱，似有药物护其表面。张景岳和孩子的父母亲自拨开此物，看到里面正包裹着小孩误吞下的那根铁钉。孩子的父母感激不已，请教其中的奥秘。

张景岳说："使用的芒硝、磁石、猪油、蜜糖四药，互有关联，缺一不可。芒硝若没有吸铁的磁石就不能附在铁钉上；磁石若没有泻下的芒硝就不能逐出铁钉。猪油与蜂蜜主要是润滑肠道，使铁钉易于排出，同时，蜂蜜还是小孩子喜欢吃的调味剂。以上四药同功合力，使铁钉从肠道中顺利排了出来。"小孩的父母听完这番话，若有所悟地说："有道理！难怪中医用药讲究配伍，原来各味药在方剂中各自起着重要作用哩！"

不仅中药有配伍之说，西药也非常注重配伍。配伍恰当可以改善药物性能，增强疗效，比如口服亚铁盐时加用维生素C可以增加吸收。但并非所有药品配伍都是合理的，有些药品配伍使药物的治疗作用减弱；有些药品配伍会使副作用或毒性增强，引起严重不良反应；还有些药物配伍会使治疗作用过度增强，超出身体承受力，同样引起不良反应。

在配伍时发生的一系列不利于质量或治疗的变化，就叫配伍禁忌。

配伍禁忌分为物理性、化学性和药理性三类。物理性配伍禁忌是指药物配伍时发生了物理性状变化，如某些药物研合时会破坏外观性状，造成食用困难。化学性配伍禁忌是指配伍过程中发生了化学变化，发生沉淀、氧化还原、变色反应，使药物分解失效。药理学配伍禁忌是指配伍后发生的药效变化，增加毒性等。

在中国，古人很早以前就根据中医实践总结出了中药的配伍禁忌规律，为了方便人们记忆，还专门将这些禁忌编成歌诀广为传唱。

小知识

　　李中梓（公元1588年—1655年），明末华亭（今江苏松江）人，为明末一大医家。著有《内经知要》《医宗必读》《本草通玄》等。

搓脚心治眼病的精神疗法

精神疗法，就是利用心理学的理论知识和技巧，透过各种方法，应用语言和非语言的交流方式，影响对方的心理状态，改变其不正确的认知活动、情绪障碍，解决其心理上的矛盾，达到治疗疾病目的的一种治疗方法。

明末清初著名医学家叶天士曾经治愈过这样一个病例：

有一天，一位双目红肿的病人前来求医，只见他泪流不止，神情忧虑。叶天士详诊细察，询问了发病经过后，对病人说："依我看，你这眼病只需几帖药就能治好，我担心的是，你的眼病治好后还有大麻烦。"

病人吃了一惊，忙问："大麻烦？什么麻烦？难道比眼病还厉害！"

叶天士摇着头叹息道："你的眼病治好 10 天后，你的两只脚心会长出恶疮，会关乎性命安危。"

病人大惊失色，连连恳求："先生，您一定要为我想想办法啊！"

叶天士思索片刻，即对他讲："办法不是没有，我告诉你，你一定要按照我说的去做。"

病人点头不止。

叶天士告诉他："每天临睡前和晨起后，你用手搓两脚心 360 次，这样坚持一年，才能度过难关。"

病人对叶天士的话深信不疑，辞别后回家依法而行。

10 天很快过去了，病人的眼睛好了，脚心也没有长出恶疮，精神比从前大有好转。他兴高采烈地去向叶天士道谢。叶天士笑了，对他说："你的眼病是忧虑导致

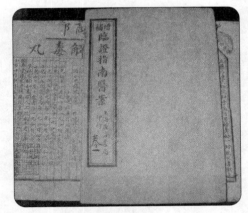

叶天士晚年所著的《临证指南医案》，成为中医临床案例学习的经典。

的，并不严重，用些药物自然就会好了。可是你是个心事极重的人，眼睛疼痛又让你不得不想，这样一来即便是用药，效果也不明显。所以我说你的脚心会生疮，不过是为了转移你的注意力。如此一来，你就不会太关注自己的眼睛了。而且揉搓

脚心会降火定神、补肾强体，心病一去，眼病自然好了。"

叶天士在那个年代就已采用心理疗法为病人治病，足见医术高明。

中医认为，精神疗法主要用于情志异常的治疗。人的情志活动是五脏功能之一，五脏功能变化会导致情志改变。因为五脏之间存在着相生相克的关系，情志变化之间存在相互抑制作用，所以如果利用情志之间相互制约关系调节五脏功能，可以达到治疗疾病的目的。

一般认为，情志关系的规律是怒胜思，喜胜忧，思胜恐，悲胜怒，恐胜喜。实际上，这种关系非常复杂，并非如此单一。比如恐对于喜、怒、忧、思都有制约作用，而喜对悲、忧、思、恐、怒也都有制约作用，这就是我们常说的："人逢喜事精神爽。"利用欢喜的心情可以制约怒气、怒火。所以，在临床应用中，应根据患者病情具体分析后采取相应措施。

小 知 识

李中梓（公元1588年—1655年），明末华亭（今江苏松江）人，为明末一大医家。著有《内经知要》《医宗必读》《本草通玄》等。

治疗惊症运用心理学知识

心理学是研究心理现象和心理规律的一门科学。

清康雍年间，有一位著名的医学家，名叫程钟龄，他临床医学经验丰富，别人久治不好的病，经他治疗常能奇迹般地康复，因而名声大噪。

有一位富翁，身患足痿，行走受阻，手中必须持重物才能缓慢移步。他吃了很多药都没有疗效，于是让人抬着去见程钟龄。

经过望、闻、问、切之后，程钟龄见他六脉调和，听说他服了很多药都没有效果，想到这一定是心病。于是决定施计治疗，安排他在家里住下了。

程钟龄在病人的房间摆了很多古玩，并刻意在他的坐凳旁放置一个瓷瓶。他对病人说，这间屋子是他专门用来收藏古董的，里面摆放东西都是珍品，价值不菲。他还指着那个瓷瓶说："这是我家的传世宝，很罕见，千金难求。"病人不懂古玩，以为他说的都是真的，很谨慎地应和着。其实，这些物品都是赝品，是程钟龄故意放置的。

病人住下后，一连两天程钟龄既不为其处方，也不过来寒暄问暖，甚至回避不见他。这让病人好生气闷。第三天，他憋得心慌，决定出去走走。可是身边除了瓷瓶，别无他物，只好怀抱瓷瓶小心翼翼地站了起来。

程钟龄一直在外面窥视着，见病人刚要迈步，立即猛喝一声："你好大胆子，竟敢偷拿我的宝贝！"病人大惊，手一软，瓷瓶掉在地上摔碎了。这下子病人害怕了，垂手站在那里，脸色苍白，一动不动。

程钟龄看到病人空手也能站立了，心中暗喜，于是趁热打铁。上前抓住病人的手说："别害怕，跟我来。"病人跟在他的身后，竟然步履平稳，行走如常，一点病状也没有了！

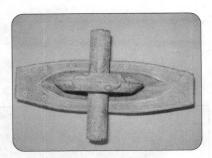

中医碾药用的工具——药碾子。

这时，程钟龄才对病人说了实情，告诉他瓷瓶是假的，不是什么稀世珍宝，他放置的物品不过是为了解除病人的心理压力，转移注意力罢了。病人恍悟，竖起大拇指连连夸赞程钟龄医术高明。

现代科学已经揭示，心理是生物神经活动的产物，是由刺激引起的电脉冲在神经系统上传播的结果。

在实际生活中，个人由于精神上的紧张、干扰，而使自己在思想、情感和行为上发生了偏离社会生活规范轨道的现象，我们就认为出现心理疾病。生理疾病有轻度和重度之分。轻度病人主要表现为心理活动能力减弱，同时机体会有各种明显的不适应感、疼痛感，但经由医学检查发现不出有器质性病变。严重的心理疾病是指人的整个心理机能的瓦解，心理活动各方面的协调一致遭到严重的损害，而且机体与周围环境的关系也严重失调，如出现精神分裂症、躁郁症等。严重者甚至会对自己和周围的人产生伤害。

心理疾病可由遗传和社会适应不良而引发。疾病种类很多，表现各异，而且有可能出现更多的以前都没有注意到或已经合理化的心理疾病。治疗时需要运用多种医学手段，透过医患之间密切的配合才能共同完成。现代医学中，几乎所有的精神病、神经症、心理缺陷和不良心理习惯，都可以根据实际情况选择适当的疗法，透过心理治疗得到明显改善，甚至成功治愈。

小知识

叶桂（公元 1667 年—1746 年），字天士，江苏吴县人。他是中医学史上温病学派的创始人，其著作《温热论》至今仍被临床医家推崇备至。

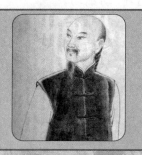

孙中山发明"四物汤"促进国人饮食保健

饮食关系到人体的健康和疾病的防治,因此日常必须特别加以注意,并加以调理。饮食保健必须遵循以下主要原则:饮食要多样化,合理搭配;饮食要有节制。

孙中山先生不仅是一位伟大的政治家,还是一位比较有自己心得的医学家。他不仅擅长西医,对中医学及饮食营养等都有研究。他毕生提倡素食,一再说到素食的好处:"夫素食为延年益寿之妙术,已为今日科学家、卫生家、生理学家、医学家所共认矣。"

当时的中国,很多人都不注意饮食营养,造成了身体不适,最终引发多种疾病。国弱民穷,老百姓衣食困苦,即使有病也看不起,只好拖着病体艰难度日。这种情况给了孙中山很大的触动,他一心想救助百姓。有一次,他阅读《神农本草经》,读到木耳具有养血、活血、收敛等功效,不由得眼前一亮,心想:"很多普通的食材都具有药物疗效,如果将它们合理搭配,运用到日常饮食中,岂不是可以祛病强身?"于是,他从老百姓日常食用的各种食物入手,进行研究、比较,最终发明了"四物汤"。

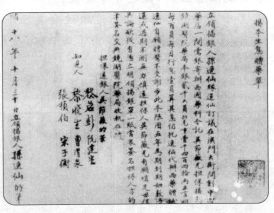

1892 年 12 月,孙中山在澳门开设中西医药局行医。这是他筹集资金开设药局的借款单据。

1909 年 6 月,孙中山来到巴黎,特地去参观"豆腐专家"李石增的豆腐加工厂。随后两人谈起素食和养生的话题,交谈甚欢。李石增看孙中山已过中年却仍然红光满面、神清气爽,忍不住问他有什么养生的诀窍。孙中山神秘地说自己有一得意之作,叫做"四物汤"。李石增起初不以为然,说道:"无非当归、川芎、芍药、生地罢了。这四物汤真有这么好的效果?"孙中山听后淡淡一笑:"此四物非彼四物也!"

原来,孙中山的这"四物汤"是集四种素食之精华而成,即用黄花菜、木耳、豆

177

腐、豆芽四种食物。他对"四物汤"的评价是："夫中国食品之发明，如古所称之'八珍'，非日用寻常所需，固无论矣。即如日用寻常之品，如金针、木耳、豆腐、豆芽等品，实素食之良者，而欧美各国并不知其为食品者也。"素食对健康长寿的意义是众所周知的，而孙中山先生之"四物汤"又称得上是素食中的佳品。

"医学之父"希波克拉底曾告诫人们人生最重要的智慧是："知道什么能吃，什么不能吃。"

俗语说"病从口入"，饮食不当会招致疾病。比如饮食过饱过饥或不定时，容易得胃病；过量摄入油腻食物，容易患胆囊炎、胆石症、胰腺炎、动脉硬化和冠心病；长期大量饮酒，易患肝硬化、导致胎心畸形或痴呆的低能儿；经常食盐过量，会出现高血压；经常食盐不足，会出现低血压和无力症、肾病；长期偏食会缺乏某种营养素，导致营养不良、水肿、肝硬化、缺铁性贫血、坏血病、脚气病、夜盲症等。

由此可见，饮食关系到人体的健康和疾病的防治，日常必须特别加以注意。进行饮食调理，必须遵循以下主要原则：

① 饮食要多样化，合理搭配。"五谷为养、五果为助、五畜为益、五叶为充"，意思是说谷类为主，肉类为副食品，用蔬菜来充实，以水果为辅助。五味为酸、苦、甘、辛、咸。五味和五脏相联系，"五味入胃，各有所喜"，"心欲苦、肺欲辛、肝欲酸、脾欲甘、肾欲咸"。所以酸先入肝，苦先入心，甘先入脾，辛先入肺，咸先入肾。只有五味调和才能滋养五脏，促进身体健康。

② 饮食要有节制，切忌过饮过食甚至暴饮暴食。总而言之，饮食的调理宜清淡素食，忌高粱厚味，老年人宜温热熟软，忌黏硬生冷。春食凉，夏食寒，以养阳，冬食热，以养阴。

小知识

徐大椿（公元 1693 年—1771 年），晚号洄溪老人。平生著述甚丰，皆其所评论阐发，如《医学源流论》《医贯砭》《兰台轨范》《慎疾刍言》等，均能一扫成见，另树一帜，实中医史上千百年独见之医学评论大家。

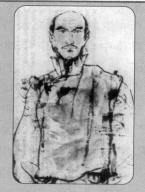

张公让自医肺病走出中西医结合新路

中西医结合是将传统的中医中药知识和方法与西医西药的知识和方法结合起来，在提高临床疗效的基础上，阐明机理进而获得新的医学认识的一种途径。

张公让出生于中医世家，家族中五代行医。他自幼天资聪颖，爱好广泛，少年时代喜欢文学、绘画。1922 年，张公让考入北京大学专修文艺，师从当时的中国画名家胡佩衡，他的四幅画作还曾被日本人买去收藏，在当时引起了很大的轰动。

张公让在艺术上的天分这时已初露峥嵘，但在父亲的一再要求下，转入北京协和医院攻读医学。他的这个转变，让中国多了一位悬壶济世的医学大家，却少了一位可能让后人仰视的国画大师。

两年后，张公让又转入中山大学医学院学习。他勤奋好学，学业精进，不幸的是，由于苦于研读，缺乏锻炼，不幸患上了肺结核。"面色苍白、身体消瘦、一阵阵撕心裂肺的咳嗽……"在当时小说和戏剧中不乏这样的描写，而造成这些人如此状况的就是被称为"白色瘟疫"的肺结核，亦即"痨病"。肺结核在当时是不治之症，非常可怕，校方只好令其辍学。

回到家乡，张公让在父亲开办的药铺帮忙。父亲为他把脉开方治病，可是收效甚微。张公让却没有灰心，他自信地认为，凭自己所学的祖传医术和在大学学习的西方医学知识，一定能攻克疾病。于是，他开始了中西医结合治疗肺结核的钻研工作。

除了了解古往今来治疗肺结核的各种方法外，他还戴上斗笠，挽着竹篮，在阡陌深涧、峭壁悬崖间采摘草药。他经常一大早就出去，直到日落西山才回家。当然，采摘的草药并非都是

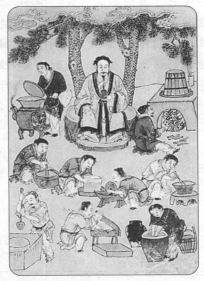

《补遗雷公炮制便览》十四卷，明万历十九年（1591 年）内府写彩绘稿本。是中国现存彩绘药图最多最完整、内容最独特的稀世本草图谱孤本。

为了自己,而是研制各种药方为村人治病。他将草药分类,有的熬汁,有的熏灸,有的制成丹丸,他研制的痢疾丸和百沙丸疗效显著,为很多病人解除了痛苦。不久,他就闻名四方,知名度甚至超过了自己的父亲。

张公让不但为许多人治好了病,一年后,他的肺结核也治愈了。当他精神抖擞地返回中山大学医学院时,师生们都大感意外。校方反复体检,证实他确已康复。这成为一大奇迹。

当听说张公让要求复学时,学院院长和教授们一致表示,让他一周内将自己如何治疗肺痨病的心得写出来,可作为毕业论文,提前毕业。

张公让格外高兴,很快完成了论文,取名《肺病自医记》,校方审定后,认为有学术价值,印出小册子,供更多人研读。张公让因此还得到了一笔稿酬,这在医学院可是破天荒的事情,一时传为佳话。

中医与西医有着不同的发展历程与理论体系,但其根本目的都是服务于人类的健康,这决定了中医与西医在发展的进程中必然要相互融合。

目前,中西医结合已经取得很大的成就,大量事实说明,用中西医结合治疗某些疾病具有明显的疗效。例如,治疗心脑血管病、再生障碍性贫血、月经不顺、病毒性肺炎、肛肠病、骨折、中小面积烧伤等疗效显著。在治疗某些急腹症时,已经改变传统的治疗原则,成为一种有中国特点的新疗法。在西医治疗中,很多疾病都需要透过创伤性手术才能得到治愈,经由中西医结合方法,藉助中医的气功、针灸、按摩等特殊手法,再辅助以西医的治疗药物,可以保证患者在没有损伤的情况下,使用简便易行的方法完成治疗过程。不仅提高了治愈率,而且可使一部分病人免除手术治疗,减少了并发症及副作用。

中国在世界上首创中西医结合医学,给未来医学的发展带来了深刻的启示及深远影响,成为 20 世纪人类医学的新概念。

小知识

余霖(公元 1723 年—1795 年),常州桐溪人。在其 30 年临证中,重用石膏,创立以石膏为君药的清瘟败毒饮,活人无数,在当时名噪一时。成为温热学派的一大家,著有《疫疹一得》。

林巧稚的爱心妇产科检查法

妇科检查是了解妇女病症发生部位和原因的基本检查,可以对一些妇科疾病做出早期预防和治疗。

林巧稚是中国现代妇产科医学的奠基人之一,是一位有着精湛医术和高尚医德的人,患者亲切地称她为"我们的林巧稚大夫"。

林巧稚非常重视临床检查,重视培养学生们一丝不苟的工作态度和科学精神。有一年,医学院的学生跟随她实习,她要求每一位学生必须完成对十例初产妇分娩全过程的观察,并用英文写出完整的产程报告。

学生们观察和记录了分娩的过程,将作业交到了林巧稚的手中。林巧稚仔细地审读这些报告,却只在其中一个学生的作业上批了"Good"(好),其余的全部退回,要求她们重新写。为了完成作业,学生们找来了那位得到"Good"批语的同学的作业。令他们大吃一惊的是,那位同学的产程报告与他们相差无几,只不过多了一句话,"产妇的额头上冒出了豆粒大的汗珠"。

学生们认为这句话与报告关系不大,向林巧稚提出疑问。林巧稚知道她们对自己的批阅不满,严肃地说:"你们不要以为这句话无关紧要,在临床中,你只有注意到了这些细节,才会懂得怎样去观察产妇,才能看到在正常的产程中,经常会发生个体的、种种预料不到的变化。"

学生们惭愧地低下头,此时才明白,林巧稚想让她们记住,守护生命先要敬畏生命,这是一件容不得半点疏忽的事情。

产科工作充满了挑战,因为产妇和胎儿在生产的过程中瞬间会出现种种情况,难产和顺产也常常在意想不到的时候发生转变。所以,妇科检查是不可替代的检查法,也是妇产科医生的基本功。

可是,许多妇女在接受妇科检查时,都会感到紧张,有些人还因羞怯而拒诊。对此,林巧稚提出妇科检查的要求:安慰病人——保护病人——动作轻柔。在为产妇做检查时,她总是轻声安抚病人,争取病人配合;在进行产妇检查时,她会动作特别轻柔地为病人遮挡好身体。

林巧稚从细节处要求学生和年轻医生,体现出对人的尊重。一次,一个实习医生不耐烦地申斥产妇:"叫什么叫!怕痛,怕痛结什么婚!想叫到一边叫,叫够了再来生！"林巧稚知道后十分生气，她严厉地批评了这个实习医生，并要她当面向产妇道歉、认错。还有一次，一个年轻医生给病人做妇科检查时，没有拉好遮挡的布帘。林巧稚立即过去拉好布帘，并走到学生身边说："请你注意保护病人。"她对实习医生说："英语中助产士一词是 Obstetric，意为站得很近的妇女。产妇把自己和婴儿两条性命都交给了 Obstetric——站得离她最近的人。你是唯一能给予她帮助的人，怎么能够申斥她！在这个时候，你甚至没有权利说饿、累、困。"

透过日常妇科检查，可以对一些妇科疾病做出早期预防和治疗。正因为如此，对女性来说，妇检是一把必不可少的"保护伞"。可是一项调查结果显示，许多女性对此并未给予足够重视，每年都做妇科检查的女性只占 49.69％，有 50.31％的女性做妇检的时间间隔在一年以上。不少女性对妇检存在着心理障碍，有 57.97％的女性对做妇科检查有不同程度的畏惧感，其中对此感到"非常畏惧"的占 4.97％，"有一点畏惧"的占 39.54％。到底是什么导致这么多的女性对妇检存在如此大的恐惧呢？

主要是对未知检查结果的恐惧、躲避；对冰冷医疗器材的不适；就医环境抵触；害怕检查结果被人知道，个人隐私得不到保护等原因造成的。其中，医护人员语言和手法是不是柔和、注意力是不是集中、解释是不是详细、态度是不是和蔼等，也会成为女性对妇科检查存在疑虑的因素之一。

妇科检查经历了一个漫长的发展过程，从无到有，再从有到专，这一过程不仅体现了医学对妇女疾病的日益重视，也反映了女性地位在社会上的提升。希望随着医学技术的进一步提高，妇科检查能为更多的女性提供更完善的医疗服务。

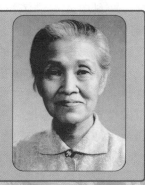

小知识

林巧稚（公元 1901 年—1983 年），厦门鼓浪屿人，医学家、中国妇产科学的主要开拓者之一。

一块手表见证的无菌操作

无菌操作是指用于防止微生物进入人体组织或其他无菌范围的操作技术。

吴英恺是中国著名的外科医生，在他小时候，经常看到老中医被请到家里为体弱多病的祖母治病，这为他日后选择医学之路铸造了梦想。

中学毕业后，吴英恺报考了医学院，并辗转来到了著名的北京协和医院做实习医生。由于工作出色，不久就被选作外科研究生。他博采众长，30 岁时完成了中国第一例食管癌切除及胸腔内食管吻合术，结束了中国医生不能做食管癌手术的历史。

1941 年，吴英恺到美国华盛顿大学巴恩医院进修。在那里，他得以在闻名世界的外科权威葛兰姆教授领导的胸外科学习，这让吴英恺非常高兴，因为胸外科是他的兴趣所在。进修期间，吴英恺工作之外的绝大部分时间都在图书馆度过。当时葛兰姆教授也在试做食管癌切除术，但一直没有存活的病人，而吴英恺做过 11 例这样的手术竟有 6 例病人的生命得到了长期延续，这使葛兰姆教授非常欣赏。

进修期间，还发生过一件有意义的事情。吴英恺曾经到郭霍医院工作，刚去的时候，院长卡特尔堪普对他很冷淡，也不信任。对此，吴英恺没有放在心上，一如既往地积极工作。上班不久的一天，来了一位急性腹痛的病人，吴英恺经过诊断，认为是急性阑尾炎，必须做手术。院长却没有当回事，不予重视，让他自己看着办。吴英恺果断地进行了手术，证明果然是阑尾炎并且已经濒临穿孔。这下，郭霍医院的院长才服了，不再轻视吴英恺。

在这段时间里，吴英恺把从协和学到的手术技术和从巴恩医院学到的整形外科包扎方法，应用于

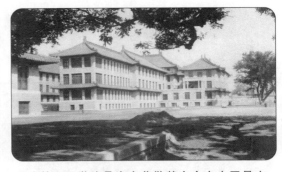

北京协和医学院是洛克菲勒基金会在中国最大、最著名，也是它最得意的一项投资，培养了大批医学人才。此图是 1921 年 9 月 19 日协和医学院新校舍落成时的照片。

胸廓成形术中,特别改进了无菌操作,取得了 120 例次无化脓感染的成绩。在 20 世纪 40 年代,这是非常了不起的成绩,来自不同国家的同行都对他刮目相看。吴英恺并不满足自己取得的成就,他坚持每天早晚两次巡视病人,亲自动手开方换药,确保无菌操作,为此他赢得了病人的爱戴。在他离开的时候,一百多名患者一起送给他一块手表,背面刻着一行小字:"郭霍医院病人献给吴英恺医师。"

吴英恺重视无菌操作,进而提高了手术成功率,这一点说明了无菌操作对于外科手术的重要性。

外科手术中需要防止细菌进入伤口,特别强调无菌操作。另外,在各种生物实验中,为了防止微生物的生长和繁殖影响实验的进行,也要在无菌的环境下进行。

无菌操作的要求有两点:① 操作前将接口上的细菌和病毒等微生物杀灭。② 操作过程中将接口与外界隔离,避免微生物的侵入。

无菌操作在医学上广泛应用,帮助医生能更准确地了解细菌的病理特征,为外科手术中病患的医治提供了全面的保障。

小知识

萧龙友(公元 1872 年—1960 年),别号"息翁",后改为"不息翁",四川省三台县人,为前清拔贡,与施今墨、孔伯华、汪逢春合称为"京城四大名医",声名斐然。

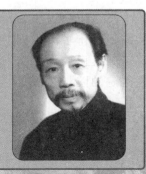

美国记者亲证神奇针灸疗法

　　针灸，是针法和灸法的合称。针法是把毫针按一定穴位刺入患者体内，用捻、提等手法来治疗疾病；灸法是把燃烧着的艾绒按一定穴位熏灼皮肤，利用热的刺激来治疗疾病。

　　针灸是一门古老而神奇的科学，也是中国一种特有的治疗疾病的手段。它运用"从外治内"的原理，透过经络、腧穴的作用，以及应用一定的手法，来治疗全身的疾病。在西方人眼中，针灸简直就是让他们感到惊讶的神秘魔术。

　　1971年，时值中美关系出现缓和之际，美国纽约时报著名记者詹姆斯·罗斯顿先生在7月26日的《纽约时报》上，发表了一篇纪实报导文章：现在，让我告诉你们在北京的阑尾切除手术。

　　在1972年2月21日美国总统尼克松访华之前，中美关系始终处于隔绝状态，双方对于对方国家都充满了疑惑和不解，在尼克松看来，隔绝了20多年的中国是一个神秘莫测、不知如何打交道的国家，如何在他访华之前对这个东方古国有一个感性的认知，成为他必须要做的功课，而提前派遣新闻人员进入中国了解情况，成为获取第一手数据的最好方式，詹姆斯·罗斯顿作为60多岁的资深记者，自然成为了他们其中的一员。

　　詹姆斯·罗斯顿来到中国后，在北京参观了很多单位，包括到中医院参观了针灸治疗。但是事有凑巧，就在他参观完神秘针灸后不久，突然患上了急性阑尾炎，中方请来11位在北京的医学权威为他会诊，然后成功地实施了阑尾切除手术。

　　手术后没有任何并发症，也没出现恶心和呕吐。可是，第二天晚上，罗斯顿的

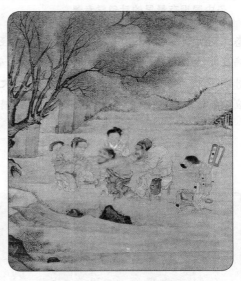

《灸艾图》为中国最早以医事为题材的绘画之一，又称《村医图》。画中的郎中坐在小板凳上，用艾条熏灼患者的背部，患者痛苦之状跃然纸上。

腹部有种似痛非痛的难受感觉。协和医院针灸科在征得患者同意后，决定使用中国针灸来解决这一问题，医生用细长的针在右外肘和双膝下扎了三针，同时用手捻针来刺激胃肠蠕动以减少腹压和胃胀气。

针刺使罗斯顿的肢体产生阵阵疼痛，但疼痛有效分散了他腹部不适的感觉。同时医生又把两支燃烧着的草药艾绒卷放在他腹部上方熏烤，并不时地捻动一下身上的针。不到一小时，他的腹胀感觉明显减轻，而且以后再也没有复发。

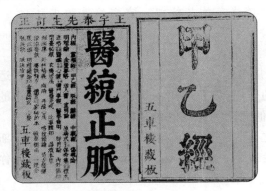

魏晋时期著名医学家皇甫谧著《针灸甲乙经》，是中国现存最早的针灸学专著。

当时，罗斯顿已60多岁，作为美国大报的一名资深时政记者，而且在中美关系转折前的关键时期来到中国，他对中国的任何报导都在美国引起了极大的关注。他这篇文章详细而风趣地介绍了自己接受针灸治疗的过程，一经发表，立即引起当时对中国不甚了解的美国公众关注，可谓轰动一时。

中医经络学认为人体的穴位与脏器是由经络连通的，人体在健康的状态下，各脏器功能都保持着稳定状态，经络和穴位也都处于沉寂状态；当脏器发生病变时经络被启动，同时穴位在经络的带动下被启动了。依据这个原理，中医应用针刺和灸灼的方法来刺激反映病情的穴位，来疏通病患经脉，调节机体内的气血供应，使人体的阴阳归于相对平衡，使脏腑功能趋于调和，进而达到防治疾病的目的。

小知识

孔伯华（公元1884年—1955年），别名不龟手庐主人，山东曲阜人。1929年，他与肖龙友先生共创北京国医学院，培养出了大批的下一代中医人才。

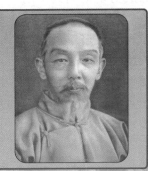

"赵神医"头痛医脚的针灸理论

辨证论治是中医认识疾病和治疗疾病的基本原则,是中医学对疾病的一种特殊的研究和处理方法,又称辨证施治。包括辨证和论治两个过程。

中国有句成语叫"头痛医头,脚痛医脚",在 2006 年的上海,一位 80 多岁的老中医,却经由自己独创的"脚痛医头"针灸法,成为专治疑难杂症的专家,被当地人尊称为"赵神医"。

"赵神医"年轻时曾拜武学高手学习武功,多年的习武经历让他将练武耍枪时的技巧和针灸手法巧妙融合,耍枪时用力枪头会抖,也使杀伤力变得更强大。他由此体悟并自创"爆炸针",这种施针手法可以将筋路炸开,使血路畅通。除此之外,他还自创了"扩张针"、"收缩针"。

"赵神医"为人扎针时,因为常年习武,落针手法异常快捷,常常让人看得眼花瞭乱,一般医生针灸多要脱衣服,并在身上留针一段时间,但他的手法不一样,不留针也不必撩衣服,他说:"留针与否要根据病情决定,治慢性病才要留针。"

有一次,有位京剧名角公演前突然双脚瘫痪,他遍寻名医,各路专家将他的脚扎得像箭垛一般,可是毫无效果。最后,这位演员找到了"赵神医"。"赵神医"看了他的脚后,二话不说,按住演员的头部扎了五针。在场人见此无不惊讶,因为他所扎的五针,针针都在脑部禁区,怎能不叫人心惊肉跳!

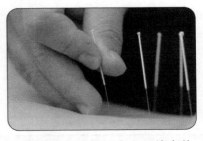

针灸是中医的一门古老而神奇的科学。

"赵神医"却不慌不忙,说这是他自创的"爆炸针",扎过后保证见效。果然,刚取下针,病人当场就能下地行走了。从此,"脚痛医头"这一神奇疗法传扬开来。很多病人慕名前来,请求治疗。有患高血压、糖尿病等顽疾的,也有头疼腰酸的。尽管扎针时的酸痛让病患龇牙咧嘴,被扎得哀叫连连的也大有人在,但在"赵神医"神出鬼没的银针下,短短几秒钟后都能得到治愈。

针灸主要依据辨证论治和经络学说等传统针灸理论。

辨证论治是认识疾病和解决疾病的过程，是理论与实践相结合的体现，也是指导针灸工作的基本原则。

辨证即是认证识证的过程。证是对在疾病发展过程中某一阶段病理反映的概括，包括病变的部位、原因、性质以及邪正关系，反映这一阶段病理变化的本质。因而，证比症状更全面、更深刻、更正确地揭示疾病的本质。所谓辨证，就是根据四诊所收集的资料，透过分析、综合，辨清疾病的病因、性质、部位，以及邪正之间的关系，概括、判断为某种性质的证。

论治又称施治，是根据辨证的结果，确定相对的治疗方法。辨证和论治是诊治疾病过程中相互关联不可分离的两部分。辨证是决定治疗的前提和依据，论治是治疗的手段和方法。透过论治的效果可以检验辨证的正确与否。

经络辨证，是以经络学说为理论依据，对病人所反映的症状、体征进行分析综合，以判断病属何经、何脏、何腑，并进而确定发病原因、病变性质及其病机的一种辨证方法。它是对脏腑辨证的补充和辅助，特别是在针灸、推拿（按摩）等治疗方法中，应用广泛。

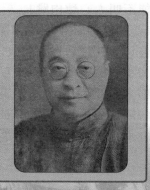

小知识

施今墨（公元 1881 年—1969 年），浙江萧山人。中国近代著名的中医临床家、教育家、改革家，京城四大名医之一。

188

四个孩子妈妈之死带来的腹部检查

腹部是许多常见病、多发病和外伤的好发部位，熟悉和掌握腹部检查对于疾病的诊断具有十分重要的意义。腹部触诊分为浅部触诊和深部触诊。

裘法祖，中国现代医学界泰斗级的人物。他被认为是外科全才，开创了很多被称作"裘派"的手术方法，他还是脑死亡立法、器官移植学科的奠基者。当记者在他晚年问到对他一生影响最大的事情时，他竟然提到的是60多年前他的德国导师曾经对他说过的一句话："她是四个孩子的妈妈"，这样一句简单的话语是如何让这位老人铭记一生的呢？

裘法祖出生在杭州书香世家，18岁时考入上海同济大学医学院，20岁被学校选派到德国慕尼黑大学医学院深造，26岁获得博士学位后，留在慕尼黑大学附属医院工作。8个月之后，他做了从医后的第一个手术，那是一个小小的阑尾炎手术。可病人四五天后去世了，裘法祖非常难过。尸体解剖证明，手术没问题，不是他的责任。

当时欧洲医学界中，德国医生一向以严谨著称，裘法祖作为刚毕业的医生本无机会承担这样的手术，病人死亡虽不是他的责任，但仍让他耿耿于怀。他的导师异常严厉，但也仅仅讲了一句话："她是四个孩子的妈妈……"这句话如刀刻一般印在裘法祖的脑子里，使他一生难忘，深深地影响着他日后60多年从医的生涯。这让他养成了真心对待病人、爱护病人，始终把做一名好医生视为头等大事的良好素养。在以后的从医岁月中，他也确实做到了这一点，凡预约的病人，他提前到诊室等待；病人的来信，他一定回复。对于医患关系，他比喻说："对待病人就像大人背小孩过河一样，从河的这一岸背到那一岸才安全。"

曾有一位老妇人找裘法祖看病，她的肚子不舒服很长时间了。裘法祖问过病情后，让老人家躺下，很仔细按摸、检查她的腹部。没想到检查后，老妇人紧紧握住裘法祖的手，久久不放。在场人无不奇怪她的举动，这时，她说了一句令所有人动容的话："你真是一个好医生。我去了六七家医院，没有一个医生摸过我的肚子来做检查。"

裘法祖按摸检查老妇人的腹部，是腹部检查的常规手法。腹部是人体器官集中的部位，也是许多常见病、多发病和外伤的易发部位，熟悉和掌握腹部检查对于疾病的诊断具有十分重要的意义。

　　腹部检查最常用的是触诊方法。触诊是医师透过手接触被检查部位时的感觉,进行判断的一种方法。它可以进一步检查视诊发现的异常征象,也可以明确视诊所不能明确的体征,如体温、湿度、震颤、波动、压痛、摩擦感以及包块的位置、大小、轮廓、表面性质、硬度、移动度等。触诊的适用范围很广,尤以腹部检查更为重要。由于手指指腹对触觉较为敏感,掌指关节部掌面皮肤对震动较为敏感,手背皮肤对温度较为敏感,因此触诊时多用这些部位。

　　触诊时,由于目的不同而施加的压力有轻有重,因而可分为浅部触诊法和深部触诊法。触诊应先从正常部位开始,最后检查病变部位,检查压痛及反跳痛要放在最后进行。触诊前应教会病人进行深而均匀的腹式呼吸。检查时要注意病人的表情,尤其是检查压痛、反跳痛等。

小知识

　　王乐亭(公元1895年—1984年),名金辉,河北省香河县人。师从北京针灸名医陈肃卿。1929年开业设诊,人称"金针王乐亭"。

"裘一刀"帮助培育体外牛黄彰显医德

医德是调整医务人员与病人、医务人员之间以及与社会之间关系的行为准则。它是一种职业道德,是一般社会道德在医疗卫生领域中的特殊表现。

被人们誉为"医学泰斗"的裘法祖,有"裘一刀"的美誉,其高超的外科技术被誉为"裘氏手术",他为中国医学事业做出了卓越贡献。但他长期过着简朴的生活,淡泊名利,其中与学生蔡红娇教授关于体外培育牛黄技术的署名权一事,被人津津乐道,成为他一生品性的经典写照。

2001年8月,武汉市颁发科技进步奖,位列一等奖的是《体外培育牛黄技术》项目的完成人员。人们看到项目完成人员中排名第一的是蔡红娇,第二是裘法祖。这让很多人大惑不解,蔡红娇不仅是裘法祖的学生,而且在医学上的成就也很难和老师相提并论,但为何老师这次会排在了学生的后面呢?

面对疑问,裘法祖十分坦然地回答:"当然应该把蔡红娇的名字放在前面,这是她花了几十年心血完成的。我不过对她有些支持而已,凭什么因为资格老就要排在第一呢?"

蔡红娇十分感激老师的支持和教导,她激动地说:"没有裘老师,我完成不了这个课题。"在她

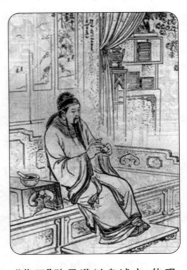

"药王"孙思邈以身试方,体现了古人高尚的医德。

解决体外牛黄这一世界难题的过程中,裘法祖帮着跑经费、查资料,悉心指导。在申报成果时,他坚持不署自己的名字,在蔡红娇等人一再要求下,他才妥协,但明确表示:把我的名字放在后面。

如今，当人们疑惑他为何排在学生的名字之后时，他总是说："我并不认为名字放在学生之后就没'面子'。"

裘法祖这种虚怀若谷、不计较名利的精神在很多事情上都得到体现。2006年，有人给他写回忆录，还没写完，他就放弃了。原来他觉得作者的语气过于"渲染"，有意夸大了自己在医学上的成就，认为这样言过其实，会对中国医学界长期以来保持的科学严谨的传统产生不良的影响。他谦谨地说："我这一辈子只做了三件事：一是创办了《大众医学》杂志，二是编写了 100 多本医学教材，三是培养了一批医学人才。"

医德对于培养医学人才来说，是至关重要的。宋代的《省心录·论医》中指出："无恒德者，不可以作医。"明代医生罗链把医书授给他的儿子，但有一天，他儿子喝醉了酒为人治病，罗链发怒说："奈何以性命为戏？"就把他的医书烧掉了，没有再传给他的儿子。古人即如此对医德注重。而明末著名外科名医陈实功的"医家十要"，就足可为今世医家之典范。

一要：先知儒理，然后医理知之。或内或外，勤读先古明医确论之书，须旦夕手不释卷，一一参明融化机变，印之在心，慧之在目，凡临证时自无差谬矣。

二要：选买药品，必遵雷公炮炙。药有依方修合者，又有因病随时加减者。汤散宜近备，丸丹须予制，常药愈久愈灵，线药愈陈愈异。药不吝珍，终久必济。

三要：凡乡井同道之士，不可生轻侮傲慢之心，切要谦和谨慎，年尊者恭敬之，有学者私事之，骄傲者逊让之，不及者荐拔之。出此自无谤怨，信合为贵也。

四要：治家与治病同。人之不惜元气，斫丧太过，百病生焉，轻则支离身体，重则丧命。治家若不固根本而奢华，费用太过，轻则无积，重则贫窘。

五要：人之受命后天，不可负天之命。凡欲进取，当知彼心顺否，体认天道顺逆。凡顺取，人缘相庆；逆取，子孙不吉。为人何不轻利远害，以防还报之业也？

六要：凡里中亲友人情，除婚丧疾病庆贺外，其余家务，至于馈送往来之礼，不可求奇好胜。凡缮只可一鱼一菜，一则省费，二则惜禄，谓广求不如简用也。

七要：贫穷之家，及游食僧道衙门差役人等，凡来看病，不可要他药钱，只当奉药。再遇贫难者，当量力微赠，方为仁术。不然有药而无火食者，命亦难保也。

八要：凡有微蓄，随其大小，便当置买产业以为根本。不可收买玩器及不紧对象，浪费钱财。又不可银会酒会，有妨生意，比当一例禁之，自绝谤怨。

九要：凡室中所用各种对象，俱要精备整齐，不得临时缺少。又古今前贤书籍，及近时明公新刊医理词说，必寻参看以资学问。以诚为医家之本务也。

十要：凡奉官衙所请，必要速去，无得怠慢。要诚意恭敬，告明病源，开俱方药。药愈之后，不得图求匾礼，亦不得言说民情，至生罪戾。痈不近公，自当守法。

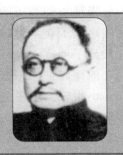
193

游走四方创建的独特藏医学

藏医兴起于松赞干布至赤松德赞时期,是在藏族传统医学理论的基础上,吸收和借鉴汉医、印度医学理论而形成的。

在西藏东部的昌都地区贡觉县的阿嘎地方,有一个房名"切么仓"的家族。这个家族远近闻名,出了好几代医术高超的人才。100多年前,家族中有一个30多岁的男子离开家乡,以游医的身份游历了印度、尼泊尔和锡金,一去30年。在此期间,他遍访名医,采集名药,为"切么医家"的医学宝库增添了宝贵的医学财富,他用30多年的光阴,换回的是用30多匹骡马驮回的世界各地的大量的医书、医药和医疗器材。

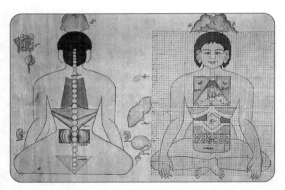

藏医唐卡。

他的儿孙继承祖业,精于医术,使家族名声更远播。值得一提的是,他的孙子十分崇拜爷爷游历的生活,在18岁时也踏上离家行医之路。转眼到了第二年,当这位小伙子在米林"那宇"地方瞻仰先人遗迹时,与他青梅竹马的一位小姐带着佣人找到了他。

他诧异:"你怎么知道我在这里?"

小姐说:"这里是藏医始祖宇妥·云登贡布的药源之地,你不在这里,能在哪里?"

于是,两人结为夫妇,带着佣人一路南下行医,到了墨脱。墨脱是藏医者必去之地,据说藏医药有三个门派,一个门派偏重用植物入药,一个门派偏重用矿物入药,一个门派偏重用动物的骨肉入药。这里,四季常绿,鲜花满地,矿藏丰富,动物繁多,正是采集各种药物的最佳去处。"切么"家配药的比例大致是矿物占10%,动物的骨肉占20%,植物占70%,而很多药用植物只有墨脱才生长。

年轻的夫妇像父祖一样,带回大量药物,也见识了各种医疗手法,他们将这一切传授给自己的儿子——洛桑丹增。洛桑丹增在继承祖业的基础上,将家学理论和藏医学理论发扬光大,2001年4月联合国和平基金会21世纪自然医学大会组织委员会对其卓著的医学成就授予"世界名医奖"、"国际自然医药大奖"和"自然医学奖"三项荣誉。2004年4月,联合国和平大

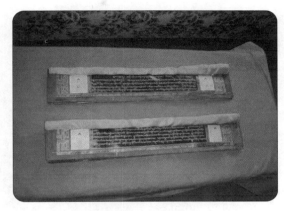

举世无双的藏医文献——《四部医典》。

学第42届国际自然医学大会授于洛桑旦增先生国际医学博士学位。

如今,藏医学引起了世界医学界的关注,其奇特的疗效和无任何副作用的完善结果,备受赞誉和称道。

藏医学与中医学、印度医学、阿拉伯医学一同被誉为世界四大传统医学。藏医认为人体内存在三大生命要素:隆、赤巴、培根,"隆"类似汉语中的"气",是主导人体全身各部位的一种动力,聚在脑髓、心肺和骨骼里,主管呼吸、循环、感觉、运动、大小便的排泄、帮助分解食物并输送饮食精微等;"赤巴"类似于汉语的"火",是主导人体各脏腑和各种机体的机能活动的热能,并维持体温,分散在肝脏和血液中,促进消化、吸收,长气色,促使热能和智慧的产生;"培根"具有人体必不可少的运化食物与调节水液等重要作用,存在于脾、胃、膀胱内,可以调节消化及水分代谢,影响人的体重和性情。三大要素支配着七大物质基础(饮食精微、血、肉、脂肪、骨、髓、精液)和三种排泄物(即大便、小便、汗)的运动变化,在一定条件下,隆、赤巴、培根相互协调,维持人体正常的生理活动,若其中之一偏盛或偏衰而失调,平衡破坏,就会产生疾病。龙、赤巴、培根三类疾病在人体中并不是始终固定不变的,如治疗不当,受体内因素或外界环境影响,可以互相转化。单一的病可引起另一种病的发生,这叫做转化或变症。

藏医在病情诊断上亦采用和中医一样的"望、闻、问、切"法,尤其重视舌苔与早晨首次小便的变化。藏医治病包括饮食、起居、内服药物、外治等四个方面,治病除使用内服药物或外治法外,对饮食起居也很重视。

小知识

　　宇陀·元丹贡布(公元 708 年—833 年),唐代藏医学家,被藏族人尊为医圣、第二个药王菩萨。经过多年研究及实践,广泛吸收汉族医学、印度医学及大食医学的精华,结合个人的长期体会,著成《四部医典》(藏名《据悉》一书)。这是一部奠基性的藏医学著作,其影响所及,至今仍然是学习藏医的必读课本。

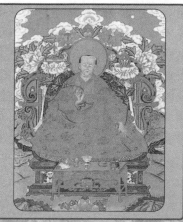

第六章
严谨医学中的
传奇与幽默

沙僧的头骨崇拜与脑死亡间的微妙关联

临床上所指的脑死亡,是指包括脑干在内的全脑功能丧失的不可逆转的状态。

在《西游记》中,沙僧颈上起初戴的不是什么念珠,而是用九颗人头骷髅穿起来的项链。起初,沙僧被观音菩萨降伏,情愿皈依正果,主动讲道:"我在此间吃人无数,向来有几次取经人来,都被我吃了。凡吃的人头,抛落流沙,竟沉水底。这个水,鹅毛也不能浮。唯有九个取经人的骷髅,浮在水面,再不能沉。我以为异物,将索儿穿在一处,闲时拿来玩耍。"等到沙僧皈依之后,遵照菩萨的指令,取下脖子上挂的九个骷髅,用绳子一穿,又把观音菩萨的红葫芦拴在当中,放在河里,骷髅和红葫芦立刻变成一艘小船,将唐僧等人载过。到了岸上,木叉行者收起了红葫芦,那些骷髅立刻化成九股阴风,一会儿就不见了。

吴承恩的骷髅项链描写,并非闲来之笔,其实有着很深的佛教渊源。沙僧项上的骷髅,不是普通的骷髅,它本是得道高僧的头骨。在佛教密宗中,金刚、明王、护法神等神佛造像大都有骷髅装饰品,有的戴骷髅冠,有的身戴骷髅璎珞(项链)。例如,怖畏金刚身佩 50 颗鲜人头,遍体挂人骨珠串。据说佩戴人骨、骷髅一方面象征世事无常,另一方面象征战胜恶魔和死亡。

《大唐三藏取经诗话》和元杂剧《西游记》都说,僧项上的骷髅是唐僧的前身。这唐僧可不是一般的和尚,而是佛祖如来弟子金蝉子转世、十世修行的罗汉,吃他一块肉便可长生不老。既然唐僧浑身上下都是宝,将他前身的头骨摆成九宫形状,再加上菩萨的宝葫芦居中,得以顺利渡过弱水便不难理解。

除了宗教之外,现实生活中有些地方的风俗都将颅骨作为人类的死亡象征,在原始文化中,还可以发现头颅崇拜的痕迹或现象。头颅的保存与崇拜,是因为原始人相信,那是圣灵神奇的护符,充满着知识与智能,他也是人类灵魂的寄居之所。如果能够妥善地保存死者的头颅,那么死者将会在不久的将来获得新生。在中国湘西古老的赶尸习俗中,被赶尸人驱赶的都是顶着死人的头行走的活人。他们认为运送故去人的头颅,就能让异乡的灵魂得到安息。

在平常人看来,死亡就是停止了呼吸和心跳,无法生还的一种状态。可是为什么人们仍对死亡的判断标准存在如此多的争议和麻烦?脑死又是怎么回事呢?

在以前，世界上很多国家一直把"心跳停止"、"呼吸消失"和"血压为零"作为死亡的标准。但随着医学科技的发展，病人的心跳、呼吸、血压等生命体征都可以透过一系列药物和先进设备加以逆转或长期维持。这样一来，就不能凭借这些特征确定病人是否死亡。于是一种新的、科学的确定方法诞生了，这就是脑死。

脑死是指包括脑干在内的全脑功能丧失的一种不可逆转的状态。脑死有别于我们通常所说的"植物人"，"植物人"脑干功能是正常的，昏迷只是由于大脑皮层受到严重损害或处于突然抑制状态，病人可以有自主呼吸、心跳和脑干反应。而脑死者由于脑干发生结构性永久难以恢复的损伤，致使脑干功能完全丧失。随后，身体的其他器官和组织也会因为没有氧气供应，而逐渐丧失功能。这种呼吸功能的丧失，无论采取何种医

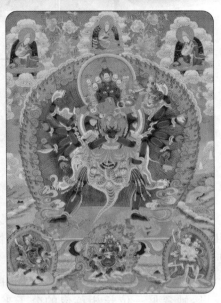

头戴骷髅冠的胜乐金刚是藏传佛教密宗修习观想的五大本尊之一，也被称为"上乐金刚"。

疗手段最终都会发展为心脏死亡。因此，在人类死亡的判断标准上，与心脏死亡相比，脑死亡显得更为科学，标准更可靠。

小知识

贝林（公元1854年—1917年），德国医学家，因发明了白喉的血清疗法，而获得了1901年诺贝尔生理学或医学奖。

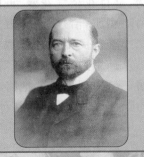

孙思邈为公主治病发明火罐疗法

拔罐是利用人体经络穴位致病原理，透过物理性的刺激和负压人为造成机体毛细血管破裂淤血，调动人体自身细胞修复功能及坏死血细胞吸收功能，促进血液循环，激发精气，调理气血，达到提高和调节人体免疫力的作用。

唐贞观年间，有一天皇帝李世民和皇后、银屏公主正在用膳，忽然发现公主的肚子不知为什么鼓胀起来。皇后大惊，连忙追问女儿："怎么回事？你吃了什么东西？还是得了什么病？"

银屏公主垂头不语。在皇后的再三逼问下，公主最后只好如实交代，原来昨天夜里，她梦见一位长相英俊的公子来到自己房里，把她抱到了一间开满鲜花的花房里，两人情投意合，遂结为良缘。醒来后，她就觉得腹内有东西蠕动，为此，她也十分纳闷。

皇后听后十分惊慌，忙把情况汇报给李世民，夫妻俩一时间没了主张。这时，一位跟随皇后多年的侍婢开口说："奴婢听说有位名医，名叫孙思邈，很会医病，万岁和娘娘何不请他来为公主诊病呢？"

这句话提醒了李世民和皇后，他们赶紧下旨召见孙思邈。孙思邈来到皇宫，经过诊脉确定，公主并没有什么大病，而是百花仙子的精气扑身，使她怀了身孕，再过三个月就能出生了。

果然，三个月后，公主分娩了。不过她生下的不是人，却是一个狮子状的小怪物。李世民很反感，下令将其埋掉。孙思邈赶紧请求说："万岁，这不是什么邪魔怪物，是百花精气花蕊，谁闻到它的气味都会神清气爽，祛病消灾。而且用它还可以消除腐肌，治疗百病，万岁千万不能埋掉。我斗胆请万岁将它赐给我，我有大用。"

李世民知道孙思邈精通医术，道行很深，就答应了他。

孙思邈带着"花蕊"离开皇宫，路过一个村子时，正好遇到当地人患有一种怪病——腿部生疮。他将花蕊取出来，就见花蕊张开口吸食病人的脓血，转眼间病人的腿都好了。第二天，孙思邈准备上路时，忽然想到一件事，自己带着"花蕊"走了，以后人们再得了这种病怎么办？

思来想去，孙思邈想到一个好办法，他用"花蕊"流下的唾液和到泥里，制成瓦罐状，这就是最早"火罐"的原型。他教给人们使用的方法：先用布包麻线扎绑成灯捻，浸上油，平放在伤口处，然后扣上"火罐"。一袋烟的工夫后，拔开火罐，病人腿部的脓血被吸了出来。村民们见此，高兴地直鼓掌。

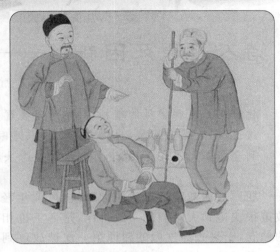

中医的传统疗法——拔罐。

拔罐是民间流传很久的治疗方法，与针灸一样，也是一种物理疗法，在民间又被称为"拔管子"或"吸筒"。

拔罐不像针灸那样对穴位定位要求十分准确，主要是点、线、面结合，透过中医的寒、热、虚、实辨证，选择一些经络所过或经气聚集的部位实施刺激，使体内的病理产物从皮肤毛孔中吸出体外，进而使经络气血得以疏通，使脏腑功能得以调整，达到治病的目的。

拔罐后，身体上会留下一些印记，透过这些不同的印记可以判断出人体所患的疾病，如罐斑显水疱、水肿和水气状，显示患者湿盛或因感受潮湿而致病；有时拔后水泡色呈血红或黑红，显示久病湿夹血瘀的病理反应；罐斑出现深红、紫黑或丹痧现象，触之微痛，兼见身体发热者，显示患者有热毒症；如罐斑出现紫红或紫黑色，无丹痧和发热现象，显示患者有淤血症；罐斑无皮色变化，触之不温，多显示患者有虚寒症；罐斑如出现微痒或出现皮纹，多显示患者患有风症；一般说来无病者多无明显罐斑变化。

小知识

博韦（Daniel Bovet，公元 1907—1992 年），瑞士裔意大利药物学家。由于在抗组织胺和箭毒方面的成就，获得 1957 年诺贝尔生理学或医学奖。

诗人屈原死因新解——忧郁症下的悲剧

忧郁症是一种常见的精神疾病，主要表现为情绪低落，兴趣减低，悲观，思维迟缓，缺乏主动性，自责自罪，饮食、睡眠差，担心自己患有各种疾病，感到全身多处不适，严重者可出现自杀念头和行为。

屈原最初被楚怀王任用的时候，可谓年轻得志、意气风发，可是他的连齐抗秦政策很快遭到大臣们的一致排斥，楚怀王也相信可以透过向秦国讲和来达到一时的偏安，于是心高气傲的屈原第一次被放逐到了汉北，如此强烈的待遇反差，使屈原心里充满了挫折感，心情郁闷程度，可以从"心郁郁之忧思兮，独永叹而增伤"这些诗句中窥见一斑。

后来，楚怀王的政策受挫于秦国，于是又暂时召回屈原待用。这次，屈原因为错失刺杀劲敌秦国宰相张仪，丧失了拯救楚国的最后一次机会。在接下来的秦楚交战中，楚国兵败，楚怀王也被秦国拘做人质，最终客死他乡。

楚襄王继位后，为人为政更为糊涂，把屈原流放到了江南。屈原远离家乡，写出"心不怡之长久兮，忧与愁其相接"的诗词，寄托满腔愁思。这时，楚国已经渐渐被秦国消灭，屈原也成为白发苍苍的老人，长久的忧闷很可能让他患上严重的忧郁症。临死前，他写的诗词中已经流露出死意：愁郁郁之无快兮，居戚戚而不可解。

当屈原抱着以死报国的决心来到汨罗江边时，有位渔夫看到屈原已经脸色憔悴，形容枯槁。他好心劝说屈原："大夫，您看开点，不必随波逐流，完全可以过闲云野鹤的生活。"屈原惨淡一笑，表示无法接受这种做法，他说："举世混浊而我独清，众人皆醉而我独醒，是以见放。"说完，他纵身一跃，跳入汨罗江。

屈原终于以他的纵身一跃，成全了自己忠君爱国的伟大抱负，但从他留下的篇篇忧思词章中，我们也看到了一位始终挣扎在忧郁症边缘的无助身影。

从屈原死亡的前后过程来看，他患有严重的忧郁症，这是一种单向、长期、反复再发的郁症，累积到最后产生自杀的意念，并且会订好自杀计划。

美国心理学家史培勒说："忧郁症往往袭击那些最有抱负、最有创意、工作最认真的人。"历史名人牛顿、达尔文、林肯、丘吉尔等都患过忧郁症。

从医学上讲，忧郁症是神经官能症的一个症状，由于用脑过度，精神紧张，体力劳累所引起的一种机体功能失调所引起的疾病。它包含了失眠症、焦虑症、疑病症、恐惧症、强迫症、神经衰弱、神经性呕吐等多种病症。

忧郁症是一种周期性发作的疾病，在任何年龄段均可出现，起因是脑部管制情绪的区域受扰乱。大部分人都能处理日常的情绪紧张，但是当压力太大、超过其调整机能所能应付的范畴，忧郁症可能由此而生。另外，忧郁症也与人的性格有密切关联，此病人的性格特征一般为内向、孤僻，多愁善感和依赖性强等。忧郁症对人的危害是很大的，它会彻底改变人对世界以及人际关系的认识，甚至会以自杀来结束生命。

忧郁症是真正的疾病，并不是个性软弱，也不会自行消逝，必须进行药物治疗与心理治疗。

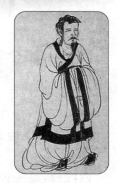

屈原画像。

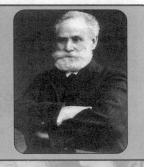

小知识

巴甫洛夫（公元1849年—1936年），俄国生理学大师。早期研究心血功能的调节；中期研究消化腺生理，设计出巴氏小胃等手术方法；后期研究条件反射，以此著名。著有《消化腺工作讲义》。

失恋少女自杀引出贫血病治疗好方法

贫血，并非是病人身体内的血容量变少了，而是指单位容积血液内红血球数和血红蛋白含量低于正常。

西红柿，是一种甜美可口的蔬菜，深受大众喜爱，在很多地方它又被称为"番茄"。从"西"、"番"二字已经看出，这东西不是"国货"，而是外国的舶来品。据记载，西红柿的老家是美洲大陆上的秘鲁和墨西哥，原本是一种生长在森林里的野生浆果。因为它颜色鲜艳，当地人一直当做有毒的果子，只用来观赏，不敢食用，而且起了一个恐怖的称呼"狼桃"。

据传有一年，一位秘鲁少女患了贫血病，祸不单行的是，她同时又失恋了。身体的疾病加上心理的折磨，让她痛不欲生。这位少女决定自杀，以摆脱这世间的不幸。怎么样死去呢？少女想到了"狼桃"。她来到田地里，挑选了很多鲜红饱满的"狼桃"，大口大口地嚼食起来。

"狼桃"水分特多，酸甜可口，少女吃完几个后，并没有像预想的那样死去。她十分不解，以为自己吃的太少了，于是接着吃起来。然而，她仍没有中毒身亡，令她奇怪的是，她感觉精神比以前好多了。从此她迷上吃狼桃，食用一段时间后，她睡眠比从前香甜了，脸色比从前红润了，身体也逐渐强健起来，贫血病有了明显好转。

当时英国有个名叫俄罗达拉里的公爵在南美洲游历时，第一次见到西红柿，就被它艳丽的色彩所深深吸引，于是就把它带回了英国，作为稀世珍品献给他的情人伊丽莎白女王，以示对爱情的忠贞。此后，西红柿在欧洲便有了"爱情果"的美名。但欧洲人仍然只将它作为药物使用，而不作为食物。据说17世纪，法国有位画家，凑巧也是位贫血病患者，在画西红柿的过程中产生了试吃的愿望。他吃后感觉非常不错，

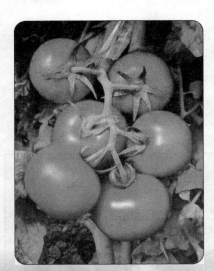

西红柿味甘、酸，性凉，能清热止渴，养阴，凉血。

于是欣喜若狂地将消息告诉他人,从此法国乃至欧洲也开始了食用西红柿的历史。到了18世纪,善于烹调的意大利厨师更是将西红柿做成各种美味佳肴,并逐渐成为意大利美食中不可缺少的一种食材。可以说没有西红柿,就没有罗宋汤、没有披萨、没有意大利粉、没有色拉、没有意大利菜。

西红柿,富含维生素和矿物质,因此具有辅助治疗贫血的疗效。

贫血的临床表现是脸色苍白,伴有头昏、乏力、心悸、气急等症状。缺铁、出血、溶血、造血功能障碍等都会造成贫血。通常大多数的贫血是营养性(如缺铁性)贫血,它是一类相当常见的疾病,也是一种可以预防及治愈率高的疾病。只要注意饮食搭配,注意荤素搭配,多吃富含铁的食物,如黑木耳、豆制品、乳制品、鱼、瘦肉、水果等,增加膳食中铁含量的摄取即可预防此病。

而对于人体遗传基因缺陷造成人体溶血、造血功能障碍引起的贫血,因为病因错综复杂,医治起来比较困难。

小知识

科赫(Robert Koch,公元1843年—1910年),德国现代细菌学之父。他一生与细菌打交道,不断发现传染病的元凶。1876年宣布并图示了炭疽杆菌的生活周期,首次证明某种微生物与相对疾病的确切因果关系;1882年发现结核杆菌;此后去埃及印度,成功"缉拿"霍乱弧菌。

205

荷鲁斯之眼与眼科学

眼科学是研究发生在视觉系统，包括目光及与其相关联的组织有关疾病的学科。

每个人在看完医生后，都会得到一张医生开出的处方，细心点的人也许会发现，处方的左上角无一例外会印着"R"符号。这个符号是什么意思呢？为什么要用这个符号呢？说起它的来历，还有一段颇为动人的埃及神话故事。

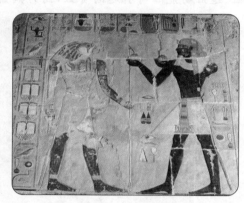

埃德福荷鲁斯神庙壁画中的哈特谢普苏特女王和荷鲁斯神。

在古埃及，法老的守护神荷鲁斯是一位鹰头人身的造物神，他是冥神欧西里斯和生命与健康之神艾西斯的儿子，古老的埃及在他的监护下获得了无比的繁荣。但在公元前3000年，这片祥和的土地上却迎来了他那长相丑陋的叔叔——恶神赛特，赛特透过卑鄙的手段取代了荷鲁斯成为法老的守护神。于是，在他们之间爆发了一场持续80年的战斗。在争斗中，荷鲁斯扯掉了赛特的睾丸和一条腿，而赛特则挖出了荷鲁斯的左眼。他的眼睛非同寻常，左眼代表的是月亮，右眼代表的是太阳。现在左眼被夺走了，埃及夜空将丧失光亮，月亮神自然不能不施以援手。在一个月圆之夜，荷鲁斯在月亮神的帮助下，一举击溃了赛特，将左眼夺回，重新获得了对埃及的监护。后来，"荷鲁斯之眼"就成为埃及人辨别善恶、捍卫健康与幸福的护身符。

埃及由于地处沙漠地带，恶劣的自然环境造成患眼病的人很多，但由于当时的医学水平有限，患了眼病都被认为是由于得罪了神灵，于是民众就将"荷鲁斯之眼"佩戴在身上以求庇护，同时也希望能够医治这种常见的病症。

这个神话故事流传到中世纪的欧洲，欧洲人把荷鲁斯的眼睛描记成近似阿拉伯数字"4"的形状。当时罗马的医生和炼金术士们在开处方时，也许是希求得到这位埃及神的庇护，开始草写这种字形，作为投药指示的标志，并逐渐演化成"R"形状。"R"恰好是 Recepe 的略字，其字源出拉丁文 Receptum，原文为约定、应许之义，在这里可以理解为投药。他们将它写在处方前，无非就是期望得到荷鲁斯神的护佑。

后来，经过不断演变，形似荷鲁斯之眼的"R"被医学界一直沿用下来，并成为国际通用而且临床上几乎须臾不离的专用符号，每天都有成千上万张带有"R"符号的处方传递着各式各样的投药信息。

1851 年，在德国科学家赫尔曼·赫姆霍兹（Hermann von Helmholtz）发明了眼镜之后，关于眼科的治疗才得以改变，眼科学才真正独立成为一门学科。

眼睛是反映身体健康的窗口。许多经验显示，有很多疾病都能从眼睛里得到最初的反映。每当提到眼科检查时，人们通常想到的是检查视力。事实上并非如此简单，眼科体检中最重要的一项是进行眼底检查，许多全身性疾病如高血压病、肾病、糖尿病、妊娠毒血症、结节病、某些血液病、中枢神经系统疾病等均会发生眼底病变，甚至会成为病人就诊的主要原因，故眼睛有"灵魂之窗"之称，检查眼底可为医生提供重要的诊断数据。

眼科检查对于中老年人尤其重要，如果有视力的明显下降，或有眼部不适，要立即到眼科检查，以免延误治疗。

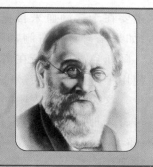

具有神奇魔力的梅杜莎之血
提示血液检查的重要性

血常规的检查意义在于，及早发现和诊断某些疾病，诊断是否贫血，是否有血液系统疾病以及骨髓的造血功能是否正常等。

阿斯克勒庇俄斯出生前，由于他的母亲和凡人私通，致使他的父亲阿波罗暴跳如雷，一气之下杀死了自己的妻子，但未出生的阿斯克勒庇俄斯毕竟是他的儿子，阿波罗设法将其从母亲的尸体中取出。从血腥中诞生的阿斯克勒庇俄斯并不被喜爱，从小就被送到半人半马的怪物喀戎那里，并在他的抚养下成长。

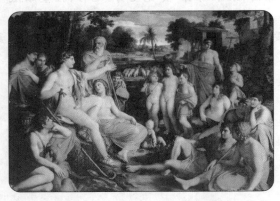

阿波罗掌管音乐、医药、艺术、寓言，希腊神话中最多才多艺，也是最美、最英俊的神。

喀戎是位医学神人，能够配制万能药、使用咒语以及动手术。在他的教育下，阿斯克勒庇俄斯掌握了医学知识，更为可贵的是，他从战争与智慧女神雅典娜姑姑那里得到了威力最大的一副药：来自梅杜莎血管里的鲜血。

梅杜莎是希腊传说中生着毒蛇头发的怪物，她会使所有看到她的人变成石头。她的每一滴血都具有神奇的魔力，要么置人于死地，要么为他们解除疾病的痛苦。

这主要在于这滴血来自梅杜莎身体的哪一侧，如果来自左侧，它就会立刻使人毙命；如果来自身体右侧，那么一滴鲜血则能够使人奇迹般地死而复生。

阿斯克勒庇俄斯在得到梅杜莎血管里的鲜血后，更积极为人类医治病痛，并多次使用神奇的血液使濒临死亡的人恢复健康。他治好的病人越多，死亡的人愈来愈少。这么一来进入阴间的灵魂越来越少，这大大触怒了冥神哈迪斯。冥王向他的哥哥天神宙斯告状，宙斯为维护神族的权威，于是用雷霆劈死了这位医生。后来，宙斯冷静下来，反观阿斯克勒庇俄斯对人类所做的善事，心感后悔，就将阿斯克勒庇俄斯变成了神。星座中的阿斯克勒庇俄斯手中拿着条花斑蛇，它就是巨蛇座。

阿斯克勒庇俄斯生育了 5 个女儿,其中潘娜茜(Panacea)是能治百病的神。

在古代,行医者认为生命存在于血液中,因此对血液充满了崇拜,也为它赋予了很多特殊功能。随着医学发展,人类对血液作用认识的深入,血液循环的正常程度成为历代医生考察机体健康的重要指标。如今,血液检查是临床诊断疾病的重要手段之一,可用于检查身体方面的多种问题,比如身体是否有感染、是否贫血、是否有血液疾病的可能性等等。

血液藉由心脏的压缩作用,将氧气和养分运送到身体的每个角落,并将二氧化碳带出。血液会立即反映全身的内脏器官和组织的健康状态,身体的某处有异常时,血液的成分就会受到影响。所以,血液检查就变成了解全身健康状态的基本检查。特别是红血球、白血球、血小板等的血液一般检查,在身体检查时是一定要进行的项目。在中医领域,把气血的充盈、畅通看成决定人健康状态的重要指标。血液检查中最常见、最基本的是血常规检查。

医生透过血液检查,对血液各种成分的详细比照,就可以较为明确地判断出机体内病症的大致状况,并因此对症下药。

小知识

艾克曼(Christiaan Eijkman,公元 1858 年—1930 年),最早发现维生素的荷兰病理学家。他证明脚气病是由一种食物因素的缺乏而引起,这个论证导致营养缺乏性疾病概念的形成和维生素的发现。

拯救公主的独特放血疗法

放血疗法，又称"针刺放血疗法"，是用针具或刀具刺破或划破人体特定的穴位和一定的部位，放出少量血液，以治疗疾病的一种方法。

在荷马史诗中，多次描写了希腊城邦之间的战争。特别是特洛伊战争，持续10年之久，造成无数士兵死伤惨重。此后，军队中负责医疗的医师受到重视，他们成为"军中无价的公共福利"。为伤病员包扎伤口，止血镇痛成为他们主要的工作。

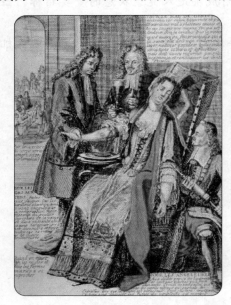

在古代欧洲放血疗法被认为是治百病的良方。

在这样的背景下，世人不可避免塑造出一位"医神"的形象，他就是阿斯克勒庇俄斯。传说，阿斯克勒庇俄斯是太阳神阿波罗的儿子，是天地间最神明的医生。他出诊时喜欢带着一条毒蛇，从此，蛇被认为是智慧的化身，在有些地方，蛇代表着治疗疾病之神的神圣象征。实际上，另一位传说中的天神也喜欢带着蛇，他就是荷鲁斯。荷鲁斯带着两条蛇，可以启开人与神之间的门；而阿斯克勒庇俄斯只有一条蛇，被认为是医业的象征。

后来，阿斯克勒庇俄斯把自己的医学才能传授给了女儿和儿子们，他们分别叫许癸厄亚、马卡昂、泼达勒里欧。许癸厄亚被后人当做疾病预防女神来崇拜，神殿座落在雅典，"卫生"（Hygiene）一词就是源自她的名字。在现存于世的一些塑像里，我们仍可以看到她一只手里拿着祭品钵，抓取食物喂养受到敬仰的蛇。

至于马卡昂和泼达勒里欧兄弟，他们都是英勇的战士和医师，时常跟随部队出征。有一次，将军曼尼劳斯遭箭射穿胄甲，这时，马卡昂冲到他身旁，拔出箭，不想箭尖留在肉中。马卡昂立即俯下身来，吮吸伤口的血，并为伤者敷上"卓越的香膏"。

而泼达勒里欧的经历更为神奇,特洛伊之战结束后,在回程中他的船在卡瑞亚海岸附近沉没。幸运的是,他被一位牧羊人救了起来,并带到皇宫。原来,公主雪娜摔伤了,伤势非常严重,而国内所有医生都束手无策。泼达勒里欧得知情况,挺身而出,为雪娜实施了放血疗法,挽救了公主的性命。公主爱上了这位英俊的医师,两人结婚,并建立了两个城堡。一座城堡以公主的名字命名,另一座则纪念那位牧羊人。

泼达勒里欧为公主施行了人类纪录的第一次放血疗法,这一疗法在其后几百年都用来治疗很多疾病。其方法可以是割断静脉或采用杯吸术,将病患体内的血液放出体外。在西方古代传统的疗法中,每病几乎必用放血疗法,无论什么病,给病人放掉一点血,被认为会有助于病情的好转。一代伟人、美国开国总统华盛顿,就是死于这种荒唐的疗法。1799年,华盛顿病了。次日,几个医生给华盛顿放掉了近2 500毫升血——约占人体血容量的一半。结果可想而知,华盛顿死于失血性休克。19世纪的后30年,医学得到了飞速的发展,人们知道很多疾病主要是由细菌引起的,而放血术并不能从根本上治疗疾病,这个流行了2000多年的西医疗法才终于退出了历史舞台。

尽管西医已经放弃了这种看似血腥的治疗手段,但在近代中医中,放血疗法在民间仍被广泛地应用,其价值仍为人们认识和接受。但很多血疗法已经有了科学的发展,逐渐摆脱一些错误的手法,在护理中也制订了严格的规范,更有利于疾病康复。

小知识

兰德施泰纳(Karl Landsteiner,公元1868年—1943年),发现血型之分的奥地利免疫学家。他发现人类的主要血型系统及研究出ABO血型的检验方法,还发现MN血型系统和RH因子,著有《血清学反应的特殊性》。另外,他对于梅毒、小儿麻痹症的论述,在早期医学界的影响也很大。

一颗牙齿游历人体消化系统

食物在消化管内被分解成结构简单、可被吸收的小分子物质的过程就称为消化。

有一个笑话说：一个牙科医生第一次为病人拔牙，非常紧张。他刚把臼齿拔下来，不料手一抖，没有夹住，牙齿掉进了病人的喉咙。

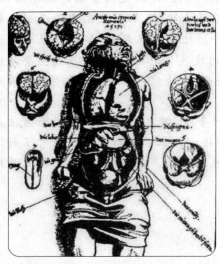

人体内脏图，出自斯特斯堡 1518 年出版的《医学的镜子》上的插图。

"非常抱歉。"医生说，"你的病已不在我的职责范围内，你应该去找喉科医生。"

当这个病人找到喉科医生时，他的牙齿掉得更深了，喉科医生给他做了检查。"非常抱歉，"医生说，"你的病已不在我的职责范围内，你应该去找胃病专家。"

胃病专家用 X 光为病人检查后说："非常抱歉，牙齿已掉到你的肠子里了，你应该去找肠病专家。"

肠病专家同样做了 X 光检查后说："非常抱歉，牙齿已不在肠子里，它肯定掉到更深的地方了，你应该去找肛门科专家。"

最后，病人趴在肛门科医生的检查台上，医生用内窥镜检查了一番，然后吃惊地叫道："啊，天啊！你的这里长了颗牙齿，应该去找牙科医生。"

这则笑话中，不小心抖落的牙齿游历了人体的整个消化道。从解剖学看，消化系统由消化道和消化腺两部分组成，基本功能是食物的消化和吸收，供机体所需的物质和能量。食物中的营养物质除维生素、水和无机盐可以被直接吸收利用外，蛋白质、脂肪和淀粉类等物质均不能被机体直接吸收利用，需在消化道内被分解为结构简单的小分子物质，才能被吸收利用。对于未被吸收的残渣部分，消化道则通过大肠以粪便形式排出体外。

人体透过机械性消化和化学性消化两种功能同时进行，共同完成消化过程。

食物经过口腔的咀嚼，牙齿的磨碎，舌的搅拌、吞咽，胃肠肌肉的活动，将大块的食物变成碎小的，使消化液充分与食物混合，并将之推动下移，从口腔推移到肛门，这种消化过程叫机械性消化，或物理性消化。

　　化学性消化是指消化腺分泌的消化液对食物进行化学分解而言。由消化腺所分泌的一种消化液，将复杂的各种营养物质分解为肠壁可以吸收的简单的化合物，如淀粉类分解为单糖，蛋白质分解为氨基酸，脂类分解为甘油及脂肪酸。然后这些分解后的营养物质被小肠（主要是空肠）吸收进入体内，进入血液和淋巴液。这种消化过程叫化学性消化。

　　由于消化系统是人体能量转化代谢的主要通道，在人体日常活动中始终处于繁忙的状态，所以发生在消化系统的疾病很多，平时应多加保养。

小知识

　　摩尔根（T. H. Morgan，1866 年—1945 年），创立基因遗传学的美国学者。他以用属昆虫的果蝇进行的实验著称，藉此建立遗传学的染色体理论，发现遗传学中基因连锁和互换规律，证明了基因在染色体内按一定顺序排列，并决定各种可鉴定的遗传的性状。著作甚丰，有《门德尔遗传的机制》《基因论》《胚胎学与遗传学》等。

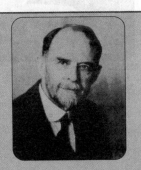

失眠的苦恼源自神经学

神经系统疾病,指的是发生于中枢神经系统、周围神经系统、植物神经系统的以感觉、运动、意识、植物神经功能障碍为主要表现的疾病。

病人对医生诉说着睡不着觉的苦恼。

医生见数种药方均无效,只得又教以原始的疗法:"你坚持数数,一直数到3 000,过几天再来找我。"

下次见面,病人仍愁容满面,精神不振。

"医生,我依然睡不着啊!我按您说的,坚持数数,数到1 786时,实在困得不行了,就喝了杯咖啡提提神,这才数到3 000。但这一来,我又睡不着了。"

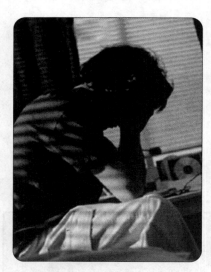

中医的理论认为,阴阳失和是失眠的关键所在。

失眠是神经失调的症状之一,属于神经学研究范围。

神经病与以精神活动障碍为主要表现的精神病不同,但是在临床上,这两种疾病常常并存,如散发性脑炎往往以精神症状为首发症状,麻痹痴呆患者亦可早期即出现神经症状。

神经病可由多种病因引起,包括感染、中毒、创伤等。如酒精中毒,可抑制中枢神经系统;有机磷中毒使胆碱能神经过度兴奋;肉毒中毒可致颅神经麻痹和四肢无力;白喉毒素可致神经麻痹;破伤风毒素可致全身骨骼肌强直性痉挛。

还有许多神经病病因不明,也有许多是遗传病。临床上常见的神经病有脑血管疾病、癫痫、脑炎、脑膜炎等。神经病中慢性病占多数,往往迁延不愈,给患者的工作、生活带来很大影响,致残率很高。

计算机体层摄影(CT),自70年代初应用于临床以来,大大提高了人体各系统疾病的诊断水平,尤其是对神经系统疾病的定位和定性诊断,80年代初核磁共振成像(MRI)应用于临床以后,对于神经系统变性疾病的诊断比 CT 更胜一筹。目前这两种诊断方法已经成为神经病治疗中的主要诊断手段。不过,由于神经细胞损伤后不易再生,许多神经病仍未能研发出有效的疗法。

小知识

弗莱明(Alexander Fleming,公元 1881 年—1955年),最早发现青霉素的英国细菌学家。他在 1929 年发现青霉菌,并且证明它有抑菌、灭菌和溶菌的能力,为人类使用抗生素治疗传染病开辟了道路,挽救了无数受病菌感染的生命。青霉素的发现与制成,被拿来与二战发现原子弹、雷达相提并论。

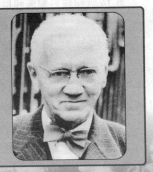

1 美元螺丝钉告诉人们什么是骨外科

骨科是外科的分支学科,主要研究治疗骨和关节创伤、肿瘤、感染、畸形等病变,其中骨折是最常见的疾病。

有位富翁十分吝啬。有一次,他的妻子不小心跌倒摔断了股骨,不能走路,还痛得要命。没有办法,富翁只好请城里最好的外科医生为妻子动手术。

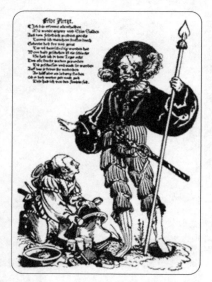

战争促进了骨外科的发展。此图为 16 世纪伤科军医和助手。

医生检查病人后,很快用一根螺丝钉将病人的骨头接好了。过了几天,病人渐渐康复,手术如此成功,富翁心里很高兴。可是,等医生向他收费时,他生气了。原来医生竟然开出 5 000 美元的高价。

富翁拒不付款,还振振有辞地说:"你只不过用了一根螺丝钉,就收这么多钱,太不公平啦!"他写了一封信给医生,要求列出收费明细表。

很快地,富翁便收到了医生寄来的账单,只见上面写着:

1 根螺丝钉:1 美元。

知道怎样放进去:4 999 美元。

总计:5 000 美元。

富翁见此,无话可说,乖乖地交了 5 000 美元手术费用。

用螺丝钉固定断骨,是骨科手术中基本的操作手法之一。

在骨科的治疗中,骨折是最常见的病例。其主要临床表现为:骨折部有局限性疼痛和压痛,局部肿胀和出现瘀斑,肢体功能部位或完全丧失,完全性骨质尚可出现肢体畸形及异常活动。

骨折分为开放性骨折和闭合性骨折。

闭合性骨折的治疗原则是:复位、固定、功能锻炼和药物治疗。复位是将移位的骨折段恢复正常或接近正常的解剖关系，重建骨骼的支架作用。但骨折愈合需要一定的时间，因此还得用固定的方法将骨折维持于复位后的位置，待其坚固愈合。功能锻炼的目的是在不影响固定和愈合的前提下，尽快恢复患肢肌肉、肌腱、韧带、关节囊的舒缩活动，防止发生肌肉萎缩、骨质疏松、肌腱挛缩、关节僵硬并发症。用药利于消肿，并促进骨折的愈合。

开放性骨折在上述治疗原则基础上，着重注意防止感染，首先做好清创术。

不管哪种骨折，固定是非常关键的步骤。一般来说，包括石膏外固定、小夹板固定、牵引术固定、手术复位内固定几种方法。目前，在手术复位中，螺丝钉常采用可吸收高分子聚合物制成的产品。这种生物器具安全可靠，无毒副作用，无抗原性和致癌性，完全降解吸收，并可由体内新陈代谢排出体外，免除了患者二次手术取出内固定的痛苦和经济负担，且不干扰影像学检查，能更确切地了解骨折愈合情况，12～18个月内完全降解吸收。

谎称复诊带来诊断学概念

　　诊断学是论述诊察判断疾病的基本理论、基本方法、基本技能以及认识疾病的科学思维方法的一门学科。

　　有个人去看病，事先听说医生初诊收费 6 英镑，而复诊只收 2 英镑。到了那里，他先说：

"医生，我又来看病了。"

"我好像没有见过您。"医生回答说。

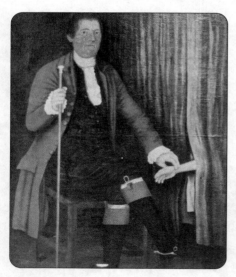

1780 年 Winthrop Chandler 的油画，威廉医生在为一位夫人进行摸脉诊断病情。

"喔，那您一定是忘了。我上个星期才来过。"

"大概是忘记了。现在感觉怎样？"

"不佳，完全没有好转。"

"来检查一下。"医生给他检查了一下，然后说："仍按上次的处方再服一星期药。现在请交 2 英镑复诊费。"

　　诊断学是建立在基础医学、现代科技、临床实践经验上的一门临床基础课；是学医者从基础医学步入临床医学的桥梁；也是一个优秀临床医生必须熟练掌握的基础理论知识、基本技术和方法。因此，诊断学是医学科学的重要学科之一。

　　诊断学的主要内容包括：

　　① 问诊：透过医生与患者进行提问与回答了解疾病发生发展的过程。这一过程又叫病史采集（history taking），透过病史采集可以获得病人的症状。

　　② 体格检查（physical examination），是医生用自己的感官或传统的辅助器具（听诊器、叩诊锤、血压计、体温计等），对患者进行系统的观察和检查，揭示机体正常和异常征象的临床诊断方法。

③ 实验室检查(laboratory examination)，透过物理、化学和生物学等实验室方法对患者的血液、体液、分泌物、排泄物、细胞取样和组织标本等进行检查，进而获得病原学、病理形态学或器官功能状态等数据，结合病史、临床症状和体征进行全面分析的诊断方法。

④ 辅助检查(assistant examination)，如心电图、肺功能等。

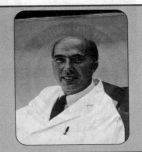

小知识

  杜尔贝科(Renato Dulbecco，公元 1914 年—)，意大利出生的美国病毒学家。他倡导向细胞内注入已知功能的单个病毒基因而不注入完整病毒的技术，以研究因此而发生的化学变化。这项技术的效果使他分享了 1975 年诺贝尔生理学或医学奖。

一瓶装着全家人尿液的常规检查

尿液是泌尿系统排出的代谢产物,在感染、代谢异常、肾血管病变、变态反应性疾病、毒素或药物刺激等情况下,泌尿道的病理产物或血液中的异常成分可随尿排出,因此尿液的性状和组成不仅反映泌尿系统的情况,还反映心、肝等全身多系统、多器官的状况正常与否,直接反映了全身健康情况。

有一位精打细算的人,总是千方百计省下每一分钱。有一次,他遵照医嘱带了一大瓶尿液去检查身体。医生接过尿液瓶,在实验室里做完常规检查后,对他说:"一切都很正常,你的尿液中,找不出一点毛病。"

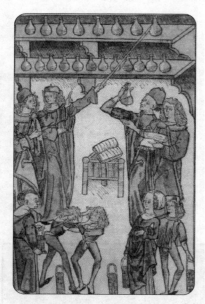

中世纪的医生在检查尿液。

"没有糖尿病? 没有过多的蛋白质?"那人关切地问。

"完全没有,"医生回答,"你的情况好极了!"

那人高兴地咧着嘴笑了,随后对医生说:"我能不能借个电话,打给我的妻子?"

医生说:"去打吧! 将好消息告诉她。"

那人果然拿起医生身边的电话,拨通号码后,兴高采烈地对着话筒说:"好消息! 亲爱的。你,还有我,还有孩子们,甚至叔叔,都没有毛病!"

与这位啬啬先生相比,世界首富比尔·盖茨的故事可谓震撼人心。他的豪宅共花了 6 年时间才告落成,耗资达 4 000 万美金,该住宅堪称高科技梦幻家园。除了住宅的大门设有气象情况感知器,计算机可根据各项气象指标,控制室内的温度和通风情况,以及厨房内装有一套全自动烹调设备外,最令人意想不到的是,住宅的厕所里安装了一套检查身体的计算机系统,每当有人上厕所时,与马桶相通的体检装置,即会自动分析大小便的情况。如发现异常,计算机会立即发出警报。

无论是比尔·盖茨,还是我们每一个普普通通的人,每天都要进行正常的生理排泄。透过排泄人体可以将体内各种有毒的代谢产物排出体外,保证体内环境的稳定。尿液作为人体的重要排泄物,所以透过尿液检查可以诊断出人体的基本状况,它在医学上被作为实验室常规检查措施之一,是诊断疾病最常用的手段。

在医学并不发达的时代,尿液还曾作为一种药物被用于疾病治疗。在中国,人和动物的尿、粪一直都被认为是可以治疗各种疑难杂症的药物,并且可以追溯到遥远的古代。李时珍《本草纲目》上称人尿为轮回酒、还原汤,童男者尤良。入药的人尿产物还有溺白垽(人中白)、秋石和淋石。主治各种病症,如寒热头痛、症积满腹,明目益声、润肌肤、利大肠,去咳嗽肺痿,止劳渴、润心肺,止吐血鼻衄,治难产、胎衣不下和蛇犬咬伤等等。在日本,尿疗法至今仍然是一种颇受重视的医疗方法,提倡者认为饮尿可以治疗百病,包括老年性黄斑、心脏病,甚至癌症。现代医学透过研究对尿液的成分已经有了详细的掌握,对于尿液治病的功效尚缺乏科学根据。

小知识

埃布尔(Werner Arber,公元 1929 年—),瑞士微生物学家。他的主要贡献是限制性核酸内切酶的发现及其在分子遗传学中的应用,并于 1978 年获得了诺贝尔生理学或医学奖。

长在右边的心脏与X射线检查

X光具有穿透性、荧光性和摄影效应的特性，使人体在屏幕上形成影像，由于人体组织有密度和厚度的差别，当X光穿透人体不同组织时，X光被吸收的程度不同，所以到达屏幕上的X光量就有差异，形成黑白比对不同的影像，可从不同角度观察脏器的形态及功能改变，为医生的诊断提供依据。

有家医院的放射室里，几位医生正在为病人做胸透检查。当一位年轻小伙子站到X光机上时，一位医生立即大呼小叫地召唤其他几位医生："快来，快来，我干了20年了，今天总算碰上一个——看，心脏是不是长右边了！"

众医生仔细观察，不由齐声惊叹："还真是啊！"

这时，那位小伙子战战兢兢扭过头来，十分担心地问："不可能吧！我以前做过胸透，医生怎么没告诉我呢？"

为他检查的医生看着他，忽然大叫一声："谁让你背对着我？！给我转过来。"

众人恍然大悟，不由笑倒一片。

随着计算机技术和射线探测器件的发展，X光影像检查设备被广泛地运用于医疗诊疗活动中，并成为医生临床诊断必要的检查手段之一，但X光检查对身体健康造成的副作用也受到人们的普遍关注。

X光穿透人体时会产生一定的生物效应，若接触的X光量过多，超过容许射量，就可能产生放射反应，甚至产生一定程度的放射损害。据有关资料统计显示，因拍片、做CT等X光检查诱发癌症、白血病或其他遗传性疾病的人数在逐年递增。受检者在检查过程中，被X光照射到的组织器官细胞，会受到一定程度的伤害，但这种损害不会立即表现出来。如果损伤轻微，人体自身的新陈代谢能将其修复，致病的可能性就很小。如果射线损伤较重，机体组织不能将其完全修复，就会导致致死性癌症或遗传性疾病的发生。严重的X光损伤还会导致急性放射病的发生。所以说 X 光照得越多，致癌的危险性越大。因此，必须进行 X 光检查的患者，医生应对其非照射部位进行必要的防护，患者应避免非正当检查。为减少 X 光的损害，患者做透视时不宜过多，也不宜在短期内做多次重复检查。

小知识

　　巴茹·贝纳塞拉夫（Baruj Benacerraf，公元 1920 年 10 月 29 日），出生于委内瑞拉加拉加斯，是一位委内瑞拉裔美国医学家，他的主要工作领域是免疫学和移植医学。1980 年他与乔治·斯内尔（George D. Snell）和尚·多塞（Jean-Baptiste-Gabriel-Joachim Dausset）一起因"发现了控制免疫反应的、遗传的细胞表面结构"而获得诺贝尔生理学或医学奖。

肥胖病人的苦恼与皮肤有关

皮肤具有防止体内水分、电解质和其他物质的流失和阻止外界有害物质侵入的作用。

美国有个大胖子,常常感到身体不适。有一次,他想去医院看病,不想被家里的大门卡住,在警察的帮助下才脱险。这位胖子十分苦恼,常常无法安睡,只好请医生到家里为他诊病。医生来了后,胖子说:"请您为我开一种药,让我好好睡一觉吧!"

医生问:"你感觉哪里不舒服?"

病人说:"我睡觉的时候,嘴巴总是合不拢,太痛苦了。"

医生观察了一会儿,对病人说:"实在抱歉,没有任何药能解决你的问题。因为你目前的肥胖,使你的皮肤相对显得太少,当你一闭上眼,你的嘴巴就被拉开了。"

医生的回答只是一个笑话,不过,这引伸出人体皮肤的相关知识。您也许不知道,皮肤是人体最大的器官,总重量占体重的 5%~15%,总面积为 1.5~2 平方米,厚度因人或因部位而异,为 0.5~4 厘米。

皮肤的作用很大,它覆盖全身,使体内各种组织和器官免受物理性、机械性、化学性和病原微生物性的侵袭,是人体的第一道保护屏障。

作为人体的第一道防线,皮肤时刻承担着与外界环境交流的重任。因此皮肤病是严重影响人类健康的常见病、多发病之一。皮肤病种类繁多,目前已经发现有 1000 多种。常见的皮肤病有牛皮癣、疱疹、腋臭、鸡眼、湿疹、灰指甲、皮肤瘙痒、黄褐斑等。在皮肤病的治疗中除了使用药物之外,心理因素也很重要。皮肤不仅是一种生理器官，也是一种心理器官，与神经系统"同宗"，所以心理因素可波及皮肤。比如人在高兴时，可以"喜形于色"；恐惧时，可以"面如土色"；这些都是心理状态在皮肤上的表现。因此，"心病还须心药治"，患有皮肤病的人，除了接受药物治疗外，也要进行相关心理治疗。

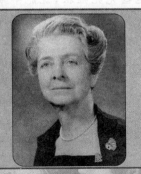

小知识

丽塔·列维-蒙塔尔奇尼（Rita Levi-Montalcini，公元 1909 年—），意大利神经生物学家。与同事史丹利·科恩（StanleyCohen）获得 1986 年诺贝尔生理学及医学奖。至今，她是最年长的在世的诺贝尔奖得主。

1000万美元大奖刺激心脏病学

心脏内科又称心脏病学或心脏科，是医学上专门研究心脏或血管疾病的学科。心脏病是心脏疾病的总称，包括风湿性心脏病、先天性心脏病、高血压性心脏病、冠心病、心肌炎等各种心脏病。

有位老妇人，已经70多岁高龄了，一次偶然的机会，她竟然中了1000万美元的大奖！

老妇人的儿女最先得知中奖的消息。可是他们没有狂喜，反而有些着急，原来老妇人患有非常严重的心脏病，医生曾经交代绝对不能受一点刺激。儿女们商量来商量去，仍不知道怎么办，最后决定去找老妇人的私人医生想办法。

医生听说了事情的经过，绞尽脑汁终于想出了个办法。

过了几天，老妇人在儿女们的带领下来到医生处检查身体。那位医生坐到了老妇人身边，亲切地说："亲爱的太太，我们来玩个叫'假装'的游戏，好吗？"

"当然好啦，我的医生！"老妇人很高兴。

"如果你中了1,000万美元的大奖，你首先会做什么？"医生试探地问。

老妇人呵呵一笑："我会把其中的三分之二给你！因为这么多年来，你对我照顾得都很周到，医生先生！"

没想到，老妇人话还没说完，医生就一下子摔到了地板上。

经检查，医生死于心脏病。

心脏病除常见心悸、心前区疼痛等症状，还有一些明显的体表征兆。注意观察这些先兆症状，就能早期发现，早期治疗。例如，做了一些轻微活动时，或者处于安静状态时，出现呼吸短促现象，但不伴随咳嗽、咳痰。这种情况很可能是左心功能不全的表现。如果脸色灰白而发紫、表情淡漠，这是心脏病晚期的病危面容。如果脸色呈暗红色，这是风湿性心脏病。

心脏病受年龄、性别、家族遗传病史等危险因素影响，但是在日常生活中学会自我管理，可以有效控制某些心脏病。

研究显示，人体体重每增加10%，胆固醇平均增加18.5，患冠心病的危险就增加38%；体重增加20%，患冠心病危险增加86%。因此，控制体重是预防心脏病的重要方法之一。

目前，在全世界范围内，吸烟已是导致冠心病的罪魁祸首。医学研究证明，吸烟会引起和加快心血管脂肪沉积和粥样硬化，导致冠心病、心肌梗塞和心脏猝死。

酗酒也是诱发心脏病的一个因素。乙醇对心脏具有毒害作用，过量的乙醇摄入会降低心肌的收缩能力。对于患有心脏病的人来说，酗酒不仅会加重心脏的负担，甚至会导致心律失常，并影响脂肪代谢，促进动脉硬化的形成。

从心脏病的防治角度看营养因素十分重要，高脂血症、不平衡膳食、糖尿病和肥胖都会引起心脏负担的增加，导致心脏发生各种疾病。所以在日常饮食中我们提倡"三低"即：低热量、低脂肪、低胆固醇。

除了注意饮食，经常性适当的运动，也有利于增强心脏功能，防止疾病的发生。

小知识

布洛贝尔（Günter Blobel，公元 1936 年—），美国科学家，诺贝尔生理学或医学奖获得者。发现蛋白质具有信号序列的特性决定了蛋白质在细胞内的转运和定位信息。

切肤之爱展示整形外科学的魅力

整形外科学是外科学的一个分支，又称整复外科或成形外科，治疗范围主要是皮肤、肌肉及骨骼等创伤、疾病，先天性或后天性组织或器官的缺陷与畸形。

我刚走进美容院，就看见一位漂亮的女孩陪同闺中密友来这里咨询。

她们刚一进门，便有一位美容师接待了她们，非常热情地问有什么需要，女孩说想做个双眼皮。于是美容导师开始滔滔不绝地讲解起来，说女孩只要做了双眼皮，肯定是个大美女。

介绍完之后，她又转向了我，"美女，你的眼睛真漂亮，唇形那么完美，皮肤真细嫩！"我微笑，点头。哪个女人听到赞美会不开心呢？

接着她话锋一转："说实话，你的五官中鼻子太难看了，如果垫出一点立方体感，做一点合适的造型，你这张脸肯定太完美了。"

我有些不悦地问："你是新来的吗？"

她说才来一个多月。接着又兴致勃勃地说："我们医院的鼻子整形专家王医生，最擅长鼻子造型了，保证能帮你做一个完美的鼻子。"

此时，我已经无法掩饰自己的愤怒了，冲上去找王专家算账。

我这个被她称做最难看的鼻子，正是三个月前出自王专家之手。当时做完之后，所有的医生和美容师都说这个鼻子是最完美的。

在整形外科中，最为人熟知的是整容手术，它常常和容貌整形相关联，因此整容外科习惯称美容整形外科。从广义上说，美容整形外科手术应包括颜面、乳房、躯干等部位的美容整形手术，以及皮肤和毛发的美容治疗。

美容手术与普通外科手术不同。普通外科手术主要是医治肉体上的病痛，目的是解除病痛，术前或术后一般均不考虑美的效果，手术以快速、准确为原则。而美容手术从治疗角度来说，主要是社会治疗和心理治疗。因此，美容手术是以极小损伤的切除和缝合，也叫做高超无损伤手技和精细的缝合技术。手术要求精确细密，手术切口大多隐蔽，如面部的手术，皮肤切口多沿发际线、眉周缘、耳根、鼻侧、唇缘，乳房手术切口在其下侧，这样通常不易被人看到，有利于美容效果。

美容手术因为要求切口细小隐蔽，决定了必须使用精细高效、使用方便、对组织损伤程度最小的手术器材,这些器材比普通外科手术器材要小巧精密得多。美容外科的手术性质如使用的缝合针线只有头发几分之一粗细,加之医生采用精确的缝合技巧,基本可以把手术的痕迹压到最小限度,甚至可以达到无痕的效果。同时手术器材还要根据不同种族采用不同的器材。

　　总之,美容手术和普通外科手术既有区别,又不能截然分开。可以说,美容手术是一门集医学、美学为一体的现代外科学,是一门精细而严谨的医学科学技术。另外,美容整形外科涉及的临床比较广泛,与眼科、五官科、皮肤科、骨科等在某些内容上相互交叉,同时美容整形手术的成败,还与审美观、术前设计之美容内容和患者心理研究有密切关系。

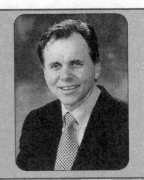

小知识

　　贝利·马歇尔(Barry J. Marshall,公元 1951 年—),澳洲科学家。与罗宾·华伦(Robin Warren)发现了幽门螺杆菌以及这种细菌在胃炎和胃溃疡等疾病中的作用,被授予 2005 年诺贝尔生理学或医学奖。

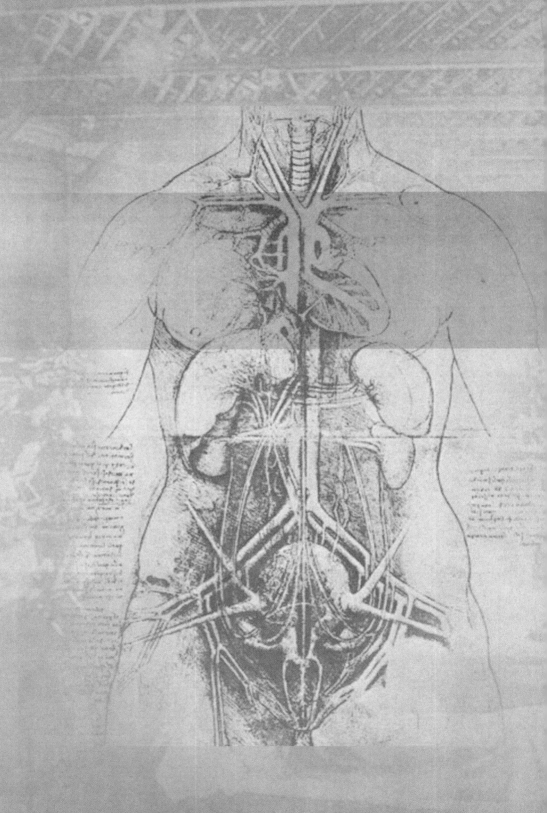

第七章
医学的未来是什么?

哈佛医学院院长的新生欢迎词

人类依然面临着许多严峻的、需要解决的难题,如心血管病、癌症、各种病毒感染,它们依旧是威胁人类健康的主要疾病。此外,与社会环境变化有关的公害病,与人类行为有关的身心疾病,以及人口问题等等,也是医学亟待解决的难题。

有一年新生入学,哈佛医学院院长照例发表欢迎致词。

这位院长的开场白说:"欢迎各位的到来,你们都是今天步入医学界的佼佼者。"众人听了,无不得意洋洋。

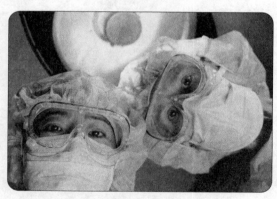

人类在生命科学的领域任重而道远。

院长接着说:"10 年或 20 年后,在座的当中可能有人能治好癌症,有人能治好糖尿病,甚至还有更厉害的,能治好感冒。"众人轰然大笑。

院长却不为所动,继续讲话:"自从人类有文字以来,医学史上记载下来的疾病种类已超过几千种。如今我们天天在说科学进步,医学昌明,在座的各位是否知道,在这些有史为证的几千种人类疾病中,我们今天已经了解并且能够彻底治疗的到底有多少种呢?"

众人好奇,交头接耳,议论纷纷。

院长并不理会大家,转过身去,在黑板上写下了一个数字:"42。"

众人愕然。院长回身迎着他们的目光,语气沉静地说:"没错,同学们。我们今天已经真正了解而且能够完全有效地进行治疗的疾病,只有 42 种。其余的,我们都只是在猜。"说完,院长默默地走下讲台,步出教室。

新生们沉默无语。

众所周知,现代医学在科技进步和实验基础上,取得了空前发展,人们不再单纯从生物学角度考察疾病和健康问题,而是从生物学、心理学和社会学三方面,综合考察人类的健康和疾病。可以说，人类攻克的疾病已经越来越多。

　　然而，人类依然面临着许多严峻的、需要解决的难题，如心血管病、癌症、各种病毒感染，它们依旧是威胁人类健康的主要疾病。此外，与社会环境变化有关的公害病，与人类行为有关的身心疾病，以及人口问题等等，也是医学亟需解决的难题。许多情况下，旧的问题还没解决，新问题又来了。像传染病问题，在人类成功防治各类传染病的同时，获得性免疫缺陷综合症又开始威胁人类。

　　医学的发展已经成为人类的一个永恒话题，随着新兴分支学科的出现，生命科学必将展现新的风采，医学也会有一个长足的进步。

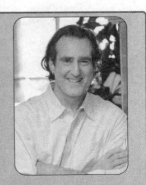

小知识

　　克雷格·梅洛(Craig Cameron Mello，公元 1960 年—)，美国马萨诸塞州大学医学院分子医学教授。2006 年因与斯坦福医学院病理学和遗传学教授安德鲁·法厄(Andrew Zachary Fire)发现 RNA 干扰现象，而共同获得 2006 年诺贝尔生理学或医学奖。